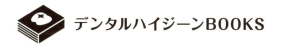
デンタルハイジーンBOOKS

みるみる身につく
ペリオの教養

関野 愉 著

This book is originally published in Japanese
under the title of :

Dental Hygiene Books
Mirumiru Mi-ni Tsuku
Perio-no Kyoyo
(Dental Hygiene Books— Be an educated person in the field of periodontology)

Sekino, Satoshi
  Associate Professor
  The Nippon Dental University, Department of Periodontology, School of Life Dentistry at Tokyo

© 2019 1st ed.

ISHIYAKU PUBLISHERS, INC.
  7-10, Honkomagome 1 chome, Bunkyo-ku,
  Tokyo 113-8612, Japan

はじめに

「誰の論文がどうとかはいいから，もっと自分の診療室の紹介をしてくれよ」．私の講演等を聴いた方が100人いるとすると，いまでも1人か2人くらいからこのような感想があります．おそらくこういう方は，すばらしい臨床例が次々とプレゼンテーションされるようなスタイルの講演に慣れていて，また，それが学術だと考えているのでしょう．それはそれでためになると思います．しかし，そのようなスタイルの講演でプレゼンテーションされるのは，数あるなかできわめてうまくいったケースのみということがほとんどです．これらは，言うなれば「例外的なケース」なのです．実際に，講演を聴いたものの，自分の診療室でまったく再現できないというジレンマに陥ることが多いことでしょう．「例外」のみが提示されるわけですから当然です．

したがって，まず学ぶべきなのは「典型的」な話なのではないでしょうか．私がよく強調するエビデンスベース（文献ベース）というのは，まさにそこを学ぶためのものと考えていただいて差し支えありません．

たとえば，一時期，プロービングをすると組織が傷害されるからやってはいけない，という説が商業誌の誌面を賑わせたことがありました．その根拠は残念ながら主観的なもので，エビデンスベースではありませんでした．実際には実験的な研究によりポケット底部を傷つけたとしても数日で治癒することが観察されていますし，多くの臨床研究でもプロービングによる非可逆的な為害作用は報告されていません．しかし，ごくまれには，プロービングをした後にたまたま急性症状が生じ，患者さんからプロービングを拒否されることもあるかもしれません．そのときに考えなければいけないことは，これが例外的なことなのか，次に同じことをした患者さんでも起こる確率が高いのかどうか，ということです．その判断のよりどころになるのが，エビデンスなのです．

本書に書かれている内容は，ほとんどがその「エビデンスベース」です．最低限，研究によって調べられた後，専門家による査読を通過して専門誌に掲載された内容のみを扱っています．その内容で，日常臨床の多くの疑問を解決することができることを実感していただければ，それこそが「本書のねらい」です．

2019年5月

日本歯科大学生命歯学部歯周病学講座

関野　愉

目　次

はじめに

NewTopic 1　歯周炎分類新国際基準 …………………………… 1
　〜急速破壊性（侵襲性）歯周炎はなぜ消えた？

1. 急速破壊性（侵襲性）歯周炎とは？　2
2. エビデンスからの結論　5
3. 新分類のコンセプト　8
4. 歯周炎分類の新国際基準　9

NewTopic 2　歯周炎の新たな病因論「PSD」 …………………… 13

1. 歯周病は感染症か？　14
2. *Porphyromonas gingivalis* は歯周炎患者から
　　もっとも多く検出される菌ではない？　15
3. *Porphyromonas gingivalis* がもつ重大な役割とは？　15
4. PSD（複数細菌による共同作用とディスバイオシス）とは？　19
5. この仮説によって何が変わるのか？　21

1章　歯周病の病態 ……………………………………………… 23

1. 健康な歯周組織の構造　24
2. なぜ歯周ポケットができるの？　25

2章　プラーク（細菌） ………………………………………… 27

1. プラークは成熟すると何が変わる？　28
2. プラークが付着しやすい人と，しにくい人は何が違う？　30
3. なぜできやすい歯石・取りにくい歯石があるの？　31

3章　歯周病のリスク …………………………………………… 35

1. 歯周病はいつ発症する？　36
2. そもそもリスクファクターって何？　37
3. リスクファクターはどのくらいの影響がある？　38
4. 歯周炎との関連が疑われる全身疾患の考え方は？　41

5. ペリオドンタルメディシンのエビデンス　　42
　　6. ペリオドンタルメディシンを臨床にどう活かす？　　43

4章　BOP　45

　　1. プロービングを考える　　46
　　2. 歯周炎にプロービングすると出血する理由は？　　48
　　3. BOPに影響を与える要因は？　　50
　　4. 血の性状（サラサラ，ドロドロ）によって違いはある？　　52
　　5. BOP部位の歯周炎の進行・再発の確率は？　　52
　　6. BOPは全歯面の何％になればよい？　　53

5章　骨吸収の形態の違い　55

　　1. プラーク・炎症・骨の関係　　56
　　2. 水平性・垂直性骨吸収の違いはなぜ起こる？　　57
　　3. 力の関与を考える　　60

6章　歯の動揺　61

　　1. 健康な歯周組織をもつ歯も動揺している？　　62
　　2. 動揺の原因は何？　　62
　　3. インプラントで動揺する場合は？　　66

7章　歯周治療における咬合性外傷　67

　　1. プラークが原因でなければすべて咬合のせい？　　68
　　2. なぜ歯周治療で治らない場合があるの？　　68
　　3. 歯周治療における咬合治療の位置づけは？　　69
　　4. 咬合と歯周組織の関係は？　　71
　　5. 咬合調整で歯周炎は予防できないの？　　74

8章　ブラッシング　75

　　1. なぜブラッシング指導から始めないといけないの？　　76
　　2. ブラッシング指導は繰り返し行おう！　　79
　　3. ブラッシング指導はどのように行うべき？　　80
　　4. 歯肉マッサージの効果はある？　　83
　　5. 歯磨剤は勧めるべき？　　84

6. 補助的清掃器具はどう選択する？　86

9章　SRP　87
1. 細菌由来の内毒素はセメント質の表層に限局している？　88
2. セメント質の完全な除去は必ずしも必要ない？　90
3. SRPはどこまで行うべき？〜臨床での勘所　91

10章　根分岐部病変　93
1. 根分岐部病変が治癒しにくい理由は？　94
2. 根分岐部の解剖学的形態は？　95
3. 根分岐部病変治療の予後は？　98

11章　治癒　101
1. なぜ非外科的歯周治療だけでも歯周ポケットが浅くなるの？　102
2. 非外科的歯周治療後の治癒に差が出る要因は？　106
3. 骨欠損の状態によって治りやすさに違いはある？　108
4. 長い上皮性付着はどう変化する？　110

12章　メインテナンス　113
1. メインテナンスでは何をするの？
   〜プロフェッショナルケアとセルフケアの役割　114
2. メインテナンス時における歯肉縁下デブライドメント　116
3. メインテナンスの間隔は？　117

参考文献　119
索引　125
おわりに

New Topic I

歯周炎分類新国際基準
〜急速破壊性（侵襲性）歯周炎はなぜ消えた？

New Topic I

歯周炎分類新国際基準
〜急速破壊性（侵襲性）歯周炎はなぜ消えた？

I. 急速破壊性（侵襲性）歯周炎とは？

　2017年11月シカゴ（アメリカ），ヨーロッパ歯周病学会（EFP）とアメリカ歯周病学会（AAP）および世界各国の学会の主要メンバーが集まり，歯周炎の分類を改変すべくワークショップが行われました[1]。そのなかで特筆すべきは，**"急速破壊性（侵襲性）歯周炎（Aggressive periodontitis；AgP）"が分類からなくなったこと**です．

　そもそもAgPは1928年より，"歯周症（periodontosis）"とよばれていました．それが，病因等についての研究が進み，"若年性歯周炎（Juvenile periodontitis）"と名称が改められ，1977年にAAPでも定義づけされました．1986年になると，若年性歯周炎は幼少期に発症する"前思春期性歯周炎（Prepurbetal periodontitis）"，と切歯と大臼歯部に限局して発症する"限局型（Localized）若年性歯周炎"，全顎的には波及する"広汎型（Generalized）若年性歯周炎"に分けられました．さらに，1989年にはこれらの疾患は，局所因子がほとんどない状態でアタッチメントロスが35歳未満で起こる"早期発症型歯周炎（Early-Onset Periodontitis）"のカテゴリーのなかに"限局型"および"広汎型"若年性歯周炎が組み込まれました．しかし，「35歳未満」で起こるとは限りません．また，たとえば36歳のときに初診で歯周炎と診断された患者さんなどの場合，おそらく35歳未満のころ，すでに発症していた可能性が考えられます．その場合に，当時でいう"成人型歯周炎（Adult periodontitis）"との区別がとても困難です．このようなことから，1999年にこれらの分類がさらに改変されました[2]．診断基準としての

年齢が排除され，上述のAgPが新たに命名されたのです．そして，この時点ではAgPの特徴として以下のことがあげられました．
- 歯周炎以外，患者さんは臨床的に健康
- 急速なアタッチメントロスと骨破壊
- 家族内集積

そして二次的特徴として以下のことがあげられました．
- 微生物の付着量と歯周組織破壊の重症度との間の不均衡
- *Aggregatibacter actinomycetemcomitans* (A.a)，あるいは集団により *Porphyromonas gingivalis* (P.g)の存在比率の上昇
- 貪食細胞の異常
- マクロファージがプロスタグランジンE2とインターロイキン-1βレベルの上昇を含む反応性の亢進した表現型を呈する
- アタッチメントロスと骨吸収は自然に停止することがある

AgPは限局型と広汎型に分類され，限局型（Localized Aggressive Periodontitis；LAgP）は，
- 思春期前後に発症
- 感染因子に対する著明な血清抗体反応
- 大臼歯と前歯の2歯以上の永久歯に限局した隣接面のアタッチメントロス

広汎型（Generalized Aggressive Periodontitis；GAgP）は
- 通常30歳以下にみられるがそれ以上でみられることもある
- 感染因子に対する血清抗体反応が十分に誘導されない
- 第一大臼歯と前歯以外の部位で3歯以上で隣接面のアタッチメントロス

が特徴とされました．そして，AgP同様，以前成人型歯周炎とよばれていた病態も，年齢で区別しないということから"慢性歯周炎（Chronic Periodontitis；CP）"という名称に改変されました．この1999年の時点では，歯周炎は，壊死性歯周炎，CP，AgP，全身疾患の口腔内症状としての歯周炎の4つが定義されました（表）．

表 歯周炎の推移

1928年	歯周症 (periodontosis) とよばれていた
1977年	若年性歯周炎 (Juvenile periodontitis) に改称． AAPでも正式に定義される
1986年	若年性歯周炎を細かく分類． 幼少期に発症する**前思春期性歯周炎 (Prepurbetal periodontitis)**，切歯と大臼歯部に限局して発症する**限局型 (Localized) 若年性歯周炎**，全顎的には波及する**広汎型 (Generalized) 若年性歯周炎**に分けられる
1989年	局所因子がほとんどない状態でアタッチメントロスが35歳未満で起こる**早期発症型歯周炎 (Early-Onset Periodontitis)** のなかに"限局型"と"広汎型"若年性歯周炎が組み込まれる
1999年	35歳未満で起こるとは限らないため，診断基準としての年齢が排除． 上記の分類がさらに改変され，**急速破壊性 (侵襲性) 歯周炎 (AgP)** が命名される． AgPは"**限局型 (LAgP)**"と"**広汎型 (GAgP)**"に分類される． 成人型歯周炎についても同様の理由から**慢性歯周炎 (CP)** へ改称． ⇒この時点では，**壊死性歯周炎，CP，AgP，全身疾患の口腔内症状としての歯周炎の4つ**が歯周炎として定義される
2017年11月	AgPが分類からなくなる

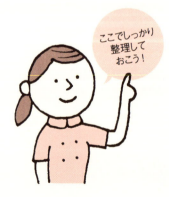

ここでしっかり整理しておこう！

2. エビデンスからの結論

そして,前述のワークショップにおいて,AgPについて多くの文献からその定義,診断基準が再考されました[3].

①罹患率

まずはLAgPについて,疫学的に罹患率は0.13〜15％で,アフリカ人で多く,白人で少ない傾向がみられました.しかし,疾患の基準や対象年齢等が研究により異なるので,今後は統一した基準が必要と考えられました.それでも,人種や経済的状態に罹患率が左右する可能性が考えられました.

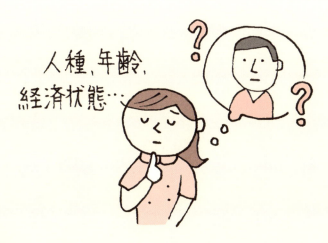

②細菌

次にリスクマーカーとなりうる細菌について議論がなされました.近年のDNAを用いた細菌学的な研究について調べられた結果,取り上げられた14編の論文のうちの半分で,LAgPの病原菌として有名な*A.a*が,ほかの半分の研究では,*P.g*, *Tannerella forsythia*, *Selenomonas*などの細菌がリスクマーカーであることが観察されました.さらに,**若い年齢層には,*A.a*が関連し,年長の患者さんでは関連がみられなかった**ことも報告されました.また,3編の縦断研究(その時点だけでなく,

経過を追跡した研究)では，2編でA.aがほかの細菌種とともに疾患の進行と関連していましたが，組織破壊に先駆けて検出された量は少なく，健康な部位からも検出され，疾患が発症した状態では検出量が減少していたことも観察されました．ほかの1編の研究では，毒性の強いロイコトキシンをもつA.aが外因性の病因として作用していると考察されていました．しかし，**これら3編の論文はすべて民族的および経済的に疾患の罹患率が高い地域での研究**でした．このように多くの研究でA.aとLAgPとの関連が示唆されているものの，さまざまな細菌種の組み合わせがみられ，また異なる細菌叢がみられても同様の病態が生じています．したがって，**A.aがもつロイコトキシンにより宿主の防御反応が抑制され，ほかの複数の病原性細菌が増殖しLAgPを引き起こすというメカニズムが考えられました**．しかしながら，罹患率の研究と同様に，疾患の基準や細菌学的手法も研究により異なっており，より早期からの統一されたプロトコールでの研究が必要と結論されました．

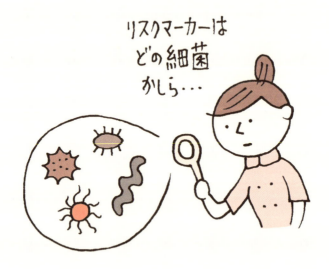

③免疫反応

　その後検討されたのは，免疫反応でした．以前のワークショップでは血清の抗体（IgGまたはIgA）が作用しない場合にLAgPからGAgPに波及していくとされていました．今回は免疫に関連した近年の12編の論文が取り上げられました．免疫反応を促進する役割をもつ数種類のサイトカインのレベルが疾患の進行前に上がっていたという結果が5編の論文で見られました．しかし，免疫反応との関係を見出せなかった研究もいくつかあり，研究結果の統一性は，細菌学的な所見よりもさらに低いとみなされました．

　また，遺伝子の関連については，論文や対象者の数が少なく，検査のエラーも考えられ，明らかな結論には至りませんでした．GAgPに関しても，多くの研究結果から議論がなされましたが，それぞれの研究における症例定義が統一されておらず，細菌学的にも免疫学的にも何かしらの特定の要因がかかわるといった一貫した結果が得られていませんでした．

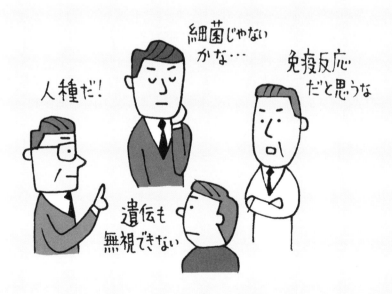

3. 新分類のコンセプト

　AgPとCPに関しては，前述した議論の結果，「病態生理学的に異なる疾患であるという根拠はなく，異なる有効な治療法のガイダンスも供給できなかった」，「これらの疾患が多因子性で，またそれらの相互作用が，観察しうる疾患の臨床的病態に影響を与えるという根拠がある」とされました[4]．結局のところ，**AgPとCPを臨床的に区別しなければいけない根拠は見出されなかった**というわけです．

　従来，歯周炎は，疾患の重症度に基づいて分類されていました．しかし今回の新分類では，「進行速度」にも焦点が当てられました．そのため，歯周炎は一般的にどのくらいの速さで進行するのか確認するため，世界各国の疫学調査結果を振り返り，年間のアタッチメントロスの平均値が算出されました[5]．その結果，全体的（歯周炎患者，非歯周炎をすべて含めた一般市民全体）には年間のアタッチメントロスの平均値は0.1mmでした．地域的には，北アメリカとヨーロッパがもっとも少なく，年間0.056mm，中国とスリランカがもっとも多くそれらの平均値は年間0.2mmでした．また，歯周炎患者のみを計算した場合，平均アタッチメントロスは年間0.57mmでした．年齢，性別により違いはみられませんでした．これらのことから，**アタッチメントロスの速さは地域や個人により異なっていることが示唆されました**．また，集団のなかに，特別にアタッチメントロスが重度に起こる個人がいることも明らかになりました．また，年齢による差がなかったとはいえ，年齢という要因は診断において考慮すべきで，たとえば，20歳代でアタッチメントロスが5mmある場合，70歳代で同様の状態である場合では，その後，歯周炎が進行するリスクは前者のほうが高いと考えられます．したがって，**年齢ごとに重症度やリスクの基準も変えるべき**という議論もされました[6]．これらのことを踏まえて，**新分類システムにおいては，重症度のみでなく，進行速度や治療結果に影響を与える複雑な要因や，リスクファクターなども考慮に入れるべきである**と考えられました．

4. 歯周炎分類の新国際基準

　分類の前に個人レベルでどのような患者さんを"歯周炎患者"とよぶべきかの「症例定義」(図1) が行われました．以前はX線写真での骨吸収が基準の1つとして用いられていましたが，疾患の初期を鑑別することが難しいことから，プロービングによる臨床的アタッチメントレベル (CAL) が症例定義をするうえでの基準とされました．そして，歯周炎として，3つの病態が定義されました[7](図2)．

　今回の分類のなかで，**特筆すべきはAgPとCPの区別がなくなり，それらを統合して「歯周炎」と命名されたこと**でしょう．その代わり，歯周炎は，その**重症度と進行速度，疾患の広がり**により分類が設定されました．

　重症度は，基本的に隣接面の最大CALが1〜2mm，またはX線写真上での骨吸収量が歯冠側1/3 (＜15％) の場合Stage I，同様にCALが3〜4mmまたは骨吸収が歯冠側1/3 (15〜33％) の場合Stage II，最大CALが5mm以上で骨吸収が歯根の中央1/3または根尖側1/3までみられた場合，Stage IIIまたはStageIVに分類されます．Stage IIIとIVの違いは，Stage IIIでは喪失歯数が4歯以下で，Stage IVでは5歯以上というところです．すなわち，全顎的なリコンストラクションが必要なケースがStage IVとなります．また，Stage III以上となると「複雑性 (complexity)」を示す基準として，プロービングポケットデプス (PPD) が6mm以上，3mm以上の垂直性骨吸収，II度以上の根分岐部病変などが分類に入ってきます．さらにStage IVになると咀嚼機能不全，二次性咬合性外傷，フレアリングなどの「複雑性」が関係してくる場合が出てきます．以上が歯周炎の重症度を表す「Staging」です．

　そして今回はじめて制定されたのが歯周炎進行の速さを示す「Grading」です．これはA〜Cの3段階があり，Aがもっとも進行が遅く，Cがもっとも速いことを意味します．その内容は，進行の直接的根拠として，5年間でロスが進行していない場合Grade A，2mm未満の

歯周炎の「症例定義」

歯間部のアタッチメントロスが隣接しない部位で
2歯以上認められる場合，
または頬側または口蓋側に3mm以上のCALを伴う3mm以上の
ポケットが2歯以上にみられる場合

外傷による歯肉退縮，歯頸部のカリエス，
第三大臼歯の位置異常または抜歯による第二大臼歯遠心部のCAL，
歯内病変による歯肉辺縁部からの排膿，
歯根の垂直破折などによる歯周炎以外によるCALは含まない

図1　歯周炎の症例定義

歯周炎分類の新国際基準

1. **壊死性歯周疾患**
    a. 壊死性歯肉炎
    b. 壊死性歯周炎
    c. 壊死性口腔炎
2. **全身疾患の症状としての歯周炎**
3. **歯周炎**
    a. Stages（重症度と治療における複雑性に基づく）
        Stage I：初期歯周炎
        Stage II：中等度歯周炎
        Stage III：さらなる歯の喪失が起こる可能性がある重度歯周炎
        Stage IV：歯列の喪失が起こる可能性がある重度歯周炎
    b. 広がりと分布：限局型，広汎型，大臼歯−切歯型
    c. Grades（急速な進行の根拠またはリスク，治療反応の予測）
        Grade A：進行速度が遅い
        Grade B：進行速度が中等度
        Grade C：進行速度が速い

図2　歯周炎分類の新国際基準

進行の場合Grade B，2mm以上進んでいた場合をGrade Cとしました．しかし，5年前のデータが得られる患者さんは限られているので，多くの場合「進行の間接的根拠」に基づいて分類されることになると思います．その場合，X線写真上での骨吸収量（％）と年齢から算出した値に基づいて分類します．骨吸収量（％）を年齢で割った値が，0.25未満ならGrade A，0.25～1.0まではGrade B，1.0を超えるものがGrade Cとなります．また，バイオフィルムの付着状況にふさわしい組織破壊なのか，喫煙者か，糖尿病患者か，などもGradeを決める要因となります．

さらに，歯周炎がみられる歯が全部の歯の30％未満だった場合は限局型，30％以上にみられるものは広汎型，切歯と大臼歯部に限局したものを大臼歯型-切歯型と定義されました．たとえば，年齢が比較的若く，バイオフィルムの付着がそれほど多くないにもかかわらず，アタッチメントロスを伴う深いポケットが切歯と大臼歯に限局してみられるような，従来LAgPに分類されていたような患者さんの場合は，大臼歯-切歯型歯周炎，Stage Ⅲ，Grade Cのような分類となるでしょう．

また，Stageは再生療法などの結果，骨添加が得られたような特殊な場合を除いては，基本的に治療をしても変わらないことになりますが，Gradeの場合，たとえばメインテナンス*がうまくいって，骨吸収が進行しないまま時間が経過していたり，禁煙に成功したりすれば，下げることも可能，というのも特徴です．

図3に分類の一例を示します．45歳の女性で，歯の動揺を主訴に来院しました．全身的な問題はなく，喫煙歴もありません．この場合下顎大臼歯部にX線写真上で根尖近くにおよび骨吸収があり，また，5歯が欠損し，さらに保存不可能な歯もあるので，全顎的な補綴処置が必要と考えられ，StageはⅣとなります．また，45歳で90％以上の支持組織

*：日本ではサポーティブペリオドンタルセラピー（SPT）とメインテナンスとを区別していますが，国際基準ではその区別はなく，筆者もそれらを区別することに意義は感じないので，ここでは区別せず同一のものとして話を進めていきます．

が失われている歯があり，割り算をすると，90÷45＝2となり，GradeはCとなります．また，残存歯20歯中，少なくとも6歯以上にアタッチメントロスがみられるので，広汎型です．新分類では「広汎型歯周炎，Stage IV，Grade C」となると考えられます．

また，今回の新分類のためのワークショップでは，AgPとCPは，「異なる疾患だという根拠がない」という結論でしたが，逆にいうと「まったく同じ疾患であるとも言い切れない」ともいえます．臨床的経験上からも，通常の歯周炎とは印象が違う病態がある可能性は捨てきれません．現状の科学では，それを解明できませんが，将来は研究の手法が進歩して，これらはまた別の疾患として定義づけられることもあるかもしれません．今後の動向にも注目していきたいと思います．

なお，日本歯周病学会では，暫定的な分類として従来の「慢性歯周炎」と「侵襲性歯周炎」の分類名を残しつつ，そこにStageとGradeを併記するようになりました．たとえば「慢性歯周炎StageIII，GradeB」「侵襲性歯周炎StageIV，GradeC」のように表現されます．これは国際基準とはすこし異なるので注意してください．

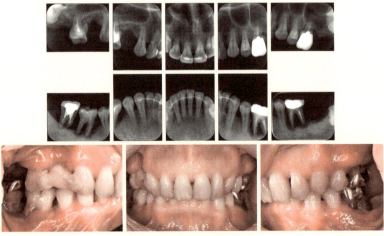

図3　広汎型歯周炎，Stage IV，Grade Cの症例

New Topic 2

歯周炎の新たな病因論「PSD」

New Topic 2

歯周炎の新たな病因論「PSD」

I. 歯周病は感染症か？

「歯周炎はバイオフィルム中の歯周病原性細菌によるによる感染症である」．従来，われわれはこのことを当たり前のように話してきました．感染とは，細菌が伝播した部位で発育，増殖する過程をいいます．たしかにバイオフィルムが歯面に付着しその中で細菌が発育増殖していく事実を考えれば感染といえるでしょう．しかし，やはり一般的にいう感染症とは異なる印象があります．たとえば，胃腸などの消化器の領域で感染症といえば，食中毒のようなものに代表されます．すなわち，食物に混入していた病原菌を食べることで消化器に感染が起こり，腹痛や下痢，嘔吐などが起こる現象です．症状がほとんどなく慢性に経過する歯周炎とは状況が異なるように思えます．

このように，一般的な感染症と異なるイメージとなる1つの理由は，**歯周病は口腔内の常在菌に起因する疾患**だからです．すなわち，**普段，身体の中にいない細菌が外から感染して起こる感染（外因性感染）とは異なる**わけです．その意味で，歯周病は，常在菌による感染，すなわち内因性感染と考えることもできるでしょう．医科の分野で内因性感染というと，たとえば，重度な全身疾患により体力が減弱した患者さんに起こる日和見感染が典型的です．そういう意味で，歯周病を日和見感染ととらえることもできるかもしれませんが，全身的な感染症で起こる急性の症状が，歯周炎でも起こり得るものの，頻発するわけではなく，ややイメージが異なります．また，炎症症状もあくまで「慢性」ということも歯周炎の特徴です．

● New Topic 2

2. *Porphyromonas gingivalis* は歯周炎患者からもっとも多く検出される菌ではない？

　歯周病原性細菌といわれる細菌が単一ではなく，いわゆるRed Complexとよばれる細菌を代表として複数存在します．そしてそれらの混合感染である可能性があり，さらに歯周炎が軽度の場合と重度の場合で，おもな役割をする細菌が変わってくる可能性もあり，感染症といわれながら，原因菌が完全に特定できないという複雑さがあります．たとえば，*Porphyromonas gingivalis*（*P.g*）という細菌は歯周病原性細菌と考えられているなかでもっとも有名な菌ですが，歯周炎の患者さんからこの菌が検出されなかったとしても不思議はなく，また，患者さんによってその検出量が大きく異なります．また，歯周病原性細菌と考えられているなかでもっとも典型的で頻繁にみられる細菌というわけでもありません．**P.gが歯周病原性細菌と考えられているもののなかでもっともよく知られている理由は，実験材料としてほかの病原性細菌と比較して，扱いやすいからなのです．そのため，P.gの性質等については，多くの研究があり，情報も多い**ということなのです．また，これらの歯周病原性が疑われている細菌の量は，歯周炎患者さんのポケット内細菌数の大多数を占めるようなイメージがありますが，実際は，全細菌叢のうちのごくわずかしか認められません．

3. *Porphyromonas gingivalis* がもつ重大な役割とは？

　近年，歯周炎の発症や進行における*P.g*の役割について新たな学説が唱えられています．まず，*P.g*の病原因子の1つであるリポ多糖（LPS）の毒性は大腸菌のそれと比べてかなり低く，さらにその*P.g*のLPSのリピドAという内毒素を含む部分が，内毒素の受容体であるToll様受容体4（TLR4）に拮抗的に働いたり[1]，好中球の走化性因子であるインターロイキン-8の歯肉上皮からの分泌を抑制する[2]などの性質もあり，ほ

かのグラム陰性菌とは異なり，炎症や免疫反応を抑制するような機能が観察されています．これは従来の*P.g*が病原因子により直接組織破壊を起こすという見方と異なります．それでは，*P.g*はどのように歯周炎にかかわるのでしょうか．

これに関して興味深い研究が2つ行われています[3]．無菌マウス（実験用に作られた身体の中に細菌が存在しないマウス）と通常の細菌叢（commensal microbiota）が存在するマウスに，それぞれ*P.g*を混入した懸濁液（けんだくえき）を2日に一度口腔内に注入しました．すると，通常のマウスにのみ骨吸収が生じました．しかし，それらのマウスから検出された*P.g*の数はごくわずかで，全細菌叢の0.01％にも満たない数でした．他方，その他の常在菌の数は増え，細菌叢も変化しました．したがって，**この場合の*P.g*の役割は，直接骨吸収を引き起こしたということではなく，常在菌の細菌叢の組成に変化をもたらし，その結果骨吸収が起こった**ということになります．つまり，*P.g*そのものというより，ほかの常在菌が直接骨吸収を引き起こした可能性を示しています（図1）．

もう1つの興味深い研究は，通常の細菌叢をもつマウスで，補体という免疫にかかわるタンパクの一部（C3aまたはC5a：白血球を炎症部位に呼び寄せる働き）のレセプターがないものに*P.g*を与えつづけたものです．結果，通常のマウスのような骨吸収が起こらなかったことが観察されました．そして，常在菌の数や組成も変化しませんでした．すなわち，**補体の一部が機能しないマウスでは骨吸収が起こらなかった**ということになります．したがって，***P.g*は，補体の一部を利用することで，常在菌の組成や量を調節する役割があり，その結果，炎症反応の増加や骨吸収が引き起こされる**と考えられます．機序としては*P.g*がもつジンジパインなどのタンパク分解酵素により補体の一部を切り取り，それを悪用することで白血球が機能しなくなり，その結果常在菌の量やバランスが変化し，歯周炎が引き起こされるということが考えられます（図2）．

これらの事実と，上述の*P.g*の免疫反応や炎症反応を抑制する機能か

● New Topic 2

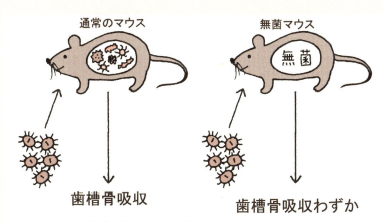

- 口腔内の*P.g*はごくわずか（0.1％未満）
- その他の常在菌数は100倍以上増加
- 細菌組成が変化

骨吸収の原因はほかの常在菌

図1　通常のマウスと無菌マウスに*P.g*を注入
ほかの常在菌の存在下のみで骨吸収が起こり，*P.g*単独では骨吸収は起こらない

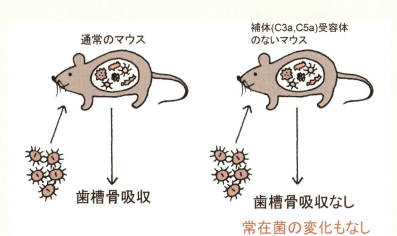

常在菌の変化もなし

図2　通常のマウスと補体をもたないマウスに*P.g*を注入
*P.g*により補体の機能が変化することで常在菌と宿主との平衡状態が崩れ，炎症と骨破壊が増加する

ら，歯周炎における役割は，**宿主の防御機能を低下させることで，常在菌の量や組成に変調を引き起こすこと**であると考えられます．炎症は生体の防御反応なので，*P.g*によって炎症が抑制されることで，ほかの常在菌が増えるということです．

さらに，上述のように，歯周炎患者のポケット内の*P.g*の量全体の割合は少ないことがほとんどです．生物学では，少ない個体で生態系に影響を与えるような動物のことを「キーストーン種」とよびます．***P.g*も，少ない数で常在菌叢に大きな影響を与えることから「キーストーン菌種」あるいは「キーストーン病原菌」とよばれます．**あるいはオーケストラの指揮者のように，ほか多数の細菌に影響するようにもイメージできます．

したがって，*P.g*は，少ない数でほかの常在菌の量や質を変化させることで疾患にかかわる性質をもつ細菌であるといえます．

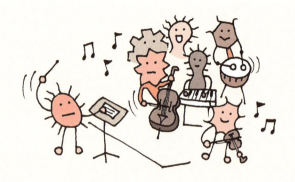

4. PSD（複数細菌による共同作用とディスバイオシス）とは？

再び消化器系の話になりますが，腸内には口腔内以上に多種多様な細菌が常在し，それらがバランスをとって生活していることで，腸は正常に働きます．この状態は共生（symbiosis）といいます．しかし，たとえば，普段の生活が不規則だったり，食生活が偏っていたり，またストレスが強い状態が長く続いた場合，腸内細菌叢のバランスが崩れ，腹痛，下痢，違和感等の症状が起こる場合があります．外からの細菌の感染によるものとは明らかに異なり，これをディスバイオシス（dysbiosis）とよびます．すなわち，なんらかの原因で，特定の細菌のみが増えたり，また常在菌の数そのものが増えたりすることで，生体とのバランスが崩れ，変調を起こす状態をいいます．歯周ポケット内の細菌叢で起こっていることを考えてみると，一人の口腔内に100〜150種類存在するといわれる常在菌が，歯周組織が健康な場合はバランスをとって存在しているといえ，決して無菌状態ではありません．そして，特に**歯周ポケット内の環境においてバランスが崩れ，結果的に菌数そのものが増えるか，病原性のある菌が活発化することで歯周炎が起こると考えると，歯周炎もディスバイオシスといえる状態**と考えられます．

そして，前述したように，*P.g*には，キーストーン病原菌として少ない数でも細菌叢を変える機能があり，その結果常在菌のバランスが変化することで歯周炎を起こす可能性があります．この，*P.g*以外の常在菌（共生菌）が歯周炎発症や進行に直接かかわっているということになります．実際に，最近の遺伝子発現様式を分析した研究では，いままで歯周病にかかわるとは考えられなかった，レンサ球菌など（アクセサリー病原菌）に病原因子の増加がみられたことがSusanら[4]により観察されています．このことは，**ディスバイオシスが起こったバイオフィルム中の細菌群が協調することで，歯周炎の発症および進行が起こる**ことを意味します．したがって，従来は，歯周炎はバイオフィルム中の歯周病原性細菌による感染症というとらえ方が主流でしたが，今日では，歯周炎

```
┌─────────────────────────────────────────┐
│            歯肉縁下バイオフィルム            │
│                                         │
│      通常の歯肉縁下細菌：常在菌が調和して共生    │
│                    ↓                    │
│    炎症反応やバイオフィルム内の未知の過程により環境が変化  │
│                    ↓                    │
│              ディスバイオシス              │
│                    ↓                    │
│      バイオフィルム内で病原性の高い細菌が増加     │
│                    ↓                    │
│               歯周炎が悪化                │
└─────────────────────────────────────────┘
```

図3 歯周病の現在の病因論[6]

は"複数の細菌による共同作用とディスバイオシス(Polymicrobial Synergy and Dysbiosis：PSD)"[5]により引き起こされる慢性の炎症性疾患というとらえ方に変わりつつあるわけです(図3).

ディスバイオシスが起こる理由として，P.gの機能を説明してきましたが，バイオフィルム中の複数の常在菌から産生された中性過酸化水素によって引き起こされるという報告[7]もあり，まだまだ未知の要因がありそうです．また，用語的にも，従来は歯周病原性細菌という言葉が使われてきましたが，常在菌中に共生する菌が疾患にかかわることから，それらの細菌を"病原性偏利共生菌(pathobiont)"とよぶようになっています．

なお，P.gについて，先の実験モデルでは直接炎症を起こすわけではないことが示されましたが，ディスバイオシスを起こしたバイオフィルム中では病原性を発揮する可能性も報告されています．

5. この仮説によって何が変わるのか？

　現在，有力な歯周病の病因モデルの1つとしてPSDが提唱されていることがわかりました．もちろん先のマウスを用いたモデルが歯周病といえるのかなど，議論の余地はありますが，この考えに基づくとすると臨床において何が変わるでしょうか．たとえば，腸におけるディスバイオシスに対しては，整腸剤とステロイド剤の投与が治療方針だそうです．整腸剤とは，すなわちプロバイオティクスとよばれるような，正常な腸内細菌叢に多くみられる菌が含有された製剤のことです．これを採ることで，バランスの崩れた腸内細菌叢を正常化させようというわけです．では，今後は歯周炎の治療として，プロバイオティクスの投与を主体とするべきでしょうか？　実際に歯周基本治療時にプロバイオティクスを投与すると，しなかった場合よりも効果が高まったとする研究結果がいくつか報告されています．しかし，論文の内容をよく吟味してみると，観察期間が短かったり，対照群の治療結果がかなり不良だったり，治療後歯肉退縮をまったく起こさないというような生物学的に考えにくい結果になっていたり，信頼性に疑問が残るものがほとんどです．**残念ながら現状では効果が実証されていない治療法**と考えます．その点では腸のように閉鎖された臓器内と，歯周ポケットのような外と交通している場所とでは話が変わるようです．現状では，細菌叢と生体とのバランスを正常化には，やはり機械的にバイオフィルムを除去することがもっとも有効です．ただし，このPSDという仮説を考えると「歯周病は感染症だから細菌検査が必要だ」「病原菌をターゲットとした抗菌薬を投与すべきだ」というような，単純な話ではないことはいえると思います．また，**特定の細菌をターゲットにするのではなく，バイオフィルム全体を可能な限り除去することで，宿主のバランスを改善するというアプローチが現実的である**ことも理解できます．したがって，治療法そのものは従来どおりの機械的なプラークコントロールを主体としたものがもっとも有効であることに，変わりはありません．

I章 歯周病の病態

I章 歯周病の病態

1. 健康な歯周組織の構造

　まずは歯周組織の構造についておさらいしましょう．

　歯周組織には歯肉，歯根膜，歯槽骨，セメント質が存在します．そのうち歯肉は結合組織（歯肉結合組織）と上皮の部分に大きく分けられます．

　歯肉結合組織の主成分はコラーゲン線維で，歯肉が健康な場合にはこれが密に走行し，セメント質や歯槽骨と結合しています．この結合組織を覆っているのが上皮で，そのうち歯肉溝上皮は歯冠側の歯面と接していない部分で，その根尖側方向には，歯に接している接合上皮があり，ヘミデスモソームという機構を通して歯面に吸着しています（図1）．

　健康な歯周組織では，接合上皮の長さは平均約1mmといわれていま

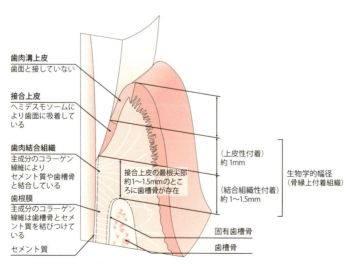

図1　健康な歯周組織

す．そして，その接合上皮の最根尖部から平均すると約1〜1.5mmの部分に歯槽骨が存在します．

　この歯槽骨と接合上皮の間の結合組織とセメント質が結合している部分は結合組織性付着とよばれます．そして，歯槽骨とセメント質の間にもやはりコラーゲン線維を主成分とした歯根膜という結合組織が存在し，歯槽骨，特に固有歯槽骨とセメント質とを結びつけています．

2．なぜ歯周ポケットができるの？

　歯周炎になると，この組織がどのように変わっていくのでしょうか？歯周疾患の原因は，さまざまな細菌から構成されるプラークですが，プラークが歯面に付着すると隣接した歯肉に炎症が起こります．炎症は生体の防御反応で，これにより細菌やその産生物が身体の奥深くに入り込んでくるのを防ぐわけですが，炎症は外来の敵に対抗する反面，自己の組織の破壊を引き起こします．たとえば，歯肉結合組織内の血管内にいる白血球は，細菌をやっつけるために歯肉溝付近まで移動していきますが，そのためには自己の組織は邪魔になるので，コラゲナーゼなどの酵素を出して結合組織を破壊します（図2）．

　プラークが付着しても初期段階では炎症は歯肉にとどまり，歯を支える支持組織には影響しません．いわゆる「歯肉炎」の状態で，この段階

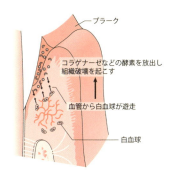

図2　炎症とは？
プラーク中の歯周病原性細菌から宿主を守るために血管から好中球（白血球）が遊走するが，歯肉溝付近の細菌のいる場所に到達するためにみずからの組織を破壊する

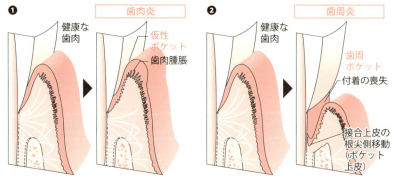

図3 仮性ポケットと歯周ポケット
❶仮性ポケットは炎症により歯肉が歯冠側に腫脹することで生じる
❷歯周ポケットは付着の喪失（骨吸収）が起こった結果，上皮が根尖側に埋入することで生じる

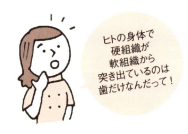

ヒトの身体で硬組織が軟組織から突き出ているのは歯だけなんだって！

で歯肉が腫脹したために形成されたポケットを「仮性ポケット」といいます（図3-①）．仮性ポケットができると，歯肉縁下に相当する歯面にプラークや歯石が沈着します．歯肉縁下は歯肉縁上と比べると酸素濃度が低いため，このような環境に集まるプラーク中の嫌気性菌の割合が増え，歯周炎に感受性のある人では歯肉炎から歯周炎に移行していく可能性があるのです．

「歯周炎」になると，炎症が根尖側方向まで波及し，**歯を支えていた組織（歯根膜，歯槽骨，セメント質）が失われていきます**．同時に接合上皮が根尖側方向に伸びていき（ポケット上皮），結果として歯面と歯肉との間の溝が深くなり，歯周ポケットが形成されるのです（図3-②）．

2章 プラーク(細菌)

2章 プラーク（細菌）

I．プラークは成熟すると何が変わる？

　形成されたばかりの初期のプラークと成熟したプラークでは，見た目も異なり，イメージとしても成熟したプラークのほうが悪さをしそうです．実際に，古典的な研究の「実験的歯肉炎モデル（実験期間中プラークコントロールを行わず，プラークの付着と歯肉炎の発症を観察するモデル）[1]」においても，**プラーク形成数日後までは，その組成のほとんどがグラム陽性球菌や短桿菌ですが，時間の経過とともに線状菌の比率が多くなり，1週間ほど経過するとビブリオやスピロヘータが出現する**ことが観察されています（図1）．

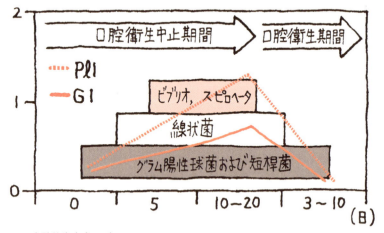

図1　実験的歯肉炎モデル
プラーク指数（PlI）と歯肉炎指数（GI）の増加とともに，プラーク細菌中に線状菌が，さらにビブリオ，スピロヘータが検出されるようになる

プラークの成熟する過程を少々くわしく説明します．歯面は通常ペリクルという唾液由来の糖タンパクの被膜に覆われていて，ペリクルにくっつける細菌は限られています．ある種のレンサ球菌と放線菌はそれが可能で，これらは早期集落菌とよばれています（図2-①）．それらの菌が互いにくっつき（共凝集），増殖すると（図2-②），次に，直接ペリクルに付着できないもののこれらの菌にはくっつける細菌が集まります（図2-③）．そしてさらに時間が経つとその細菌にくっつける細菌が集まる，という具合にプラークが形成されて時間が経過すると，集まってくる菌も多種多様になり，特に歯周病に関して悪さをする菌が増えてきます（図2-④）．

　このように，**プラークが成熟してくると，プラーク中の細菌が多様化し，病原性をもった菌も増えてくる**のです．

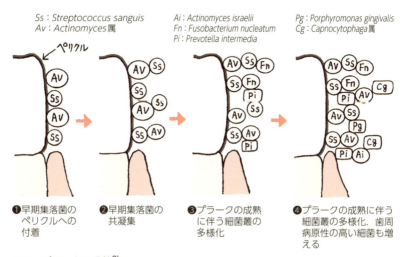

Ss : *Streptococcus sanguis*
Av : *Actinomyces*属
Ai : *Actinomyces israelii*
Fn : *Fusobacterium nucleatum*
Pi : *Prevotella intermedia*
Pg : *Porphyromonas gingivalis*
Cg : *Capnocytophaga*属

❶早期集落菌のペリクルへの付着
❷早期集落菌の共凝集
❸プラークの成熟に伴う細菌叢の多様化
❹プラークの成熟に伴う細菌叢の多様化．歯周病原性の高い細菌も増える

図2　プラークの成熟[2)]

2. プラークが付着しやすい人と，しにくい人は何が違う？

　歯周炎は細菌性プラークによる慢性の炎症性疾患です．したがって，プラークコントロールが歯周治療の要となることはいうまでもないでしょう．しかし臨床の現場では，どうもプラークが付着しやすい患者さんとそうでない患者さんがいるような印象を受けます．

　実験的歯肉炎モデルにおいても，歯肉炎の発症が遅い人ではプラーク形成速度も遅いことが観察されています．したがって，プラーク形成速度は歯肉炎の発症速度に影響すると考えられます．それではプラーク形成速度の違いはどうして起こるのでしょうか．

　Zeeら[3]の研究では，11名の中国人を対象に実験的歯肉炎モデルを用いて，プラーク形成速度が早かった5名と遅かった6名のプラーク中の細菌を比較したところ，**形成速度が早い被験者ではグラム陰性桿菌の割合が高い**ことが観察されました．また，Simonssonら[4]の同様の研究では，**プラーク形成量が多い人は少ない人と比べて，ペリクルの中のグルタミン酸の量が多く**，疎水性相互作用がプラーク形成にかかわっている可能性を示唆しています．

　また，**歯と歯肉の境界部の面積が大きいとプラークが溜まりやすく**，解剖学的な要素も影響すると考えられます．さらに，**歯肉に炎症があると健康な場合と比較してプラークが付着しやすい**という研究結果も報告されています[5]．その理由として，炎症が強いと歯肉溝滲出液中のタンパクがプラーク内の細菌の栄養源となることや，炎症により歯肉溝部の面積が拡大しプラークが維持されやすくなることが考えられています．

　まとめると，可能性として，

❶ 細菌叢の違い，❷ ペリクルの成分，❸ 歯−歯肉部の面積，❹ 歯肉の炎症

などがプラーク形成速度に関係しそうです（図3）．

　それではこれらを臨床的にどう応用すればよいでしょうか．❶と❷については，いまのところ変える方法はありません．ある種の洗口剤の使

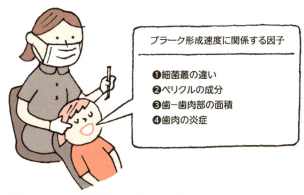

図3 プラーク形成速度に関係する因子

用によりプラーク形成量に違いが出るという報告[6]もありますが,長期的な研究ではありません.❸と❹については,歯周治療によりポケットや炎症をなくすことで解決し,プラーク形成量を減らすことができるかもしれません.結局のところ**プラーク形成が早くとも遅くとも,解決策はプラークコントロールを徹底するということに落ち着いてしまうわけ**ですが,モチベーションとからめて,メインテナンスの間隔を決定する際には考慮すべき要素なのかもしれません.

3. なぜできやすい歯石・取りにくい歯石があるの？

歯周治療における歯科衛生士の仕事のなかでブラッシング指導と並んで頻度が高いのがスケーリングです.スケーリング時に除去する**歯石は,基本的にはそれ自体に害があるわけではありませんが,その表面にプラークが付着しやすくなるために除去する必要がある**わけです.歯石は基本的にはプラークが石灰化したもので,大きく歯肉縁上歯石と歯肉縁下歯石に分けられます（図4）.歯肉縁上歯石は唾液,歯肉縁下歯石は歯肉溝滲出液から供給された無機質がその形成に影響すると考えられます.

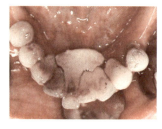

歯肉縁上歯石
歯肉よりも上の部分に付着する歯石で,白色〜黄白色を呈し,下顎前歯の舌側や上顎大臼歯の頰側に多くみられる

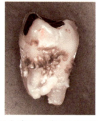

歯肉縁下歯石
おもに歯周炎の場合にみられ,歯肉に覆われた部分の歯の表面に付着し,黒褐色を呈する

図4　歯肉縁上歯石と歯肉縁下歯石

　歯石が形成される速度は人によってかなり異なります.2週間ほどでほぼ成熟する人もいれば,数カ月から数年かかって形成される場合もあります.これらの個体差がなぜ起こるかは不明ですが,前述の唾液や歯肉溝滲出液中の無機質の成分やpHが影響すると考えられます.そのほか,クロルヘキシジンによる洗口の副作用の1つに歯石形成の増加があります(図5).プラーク形成を抑制するクロルヘキシジンの使用で歯石形成が起こるというのは矛盾した現象のように思えますが,クロルヘキシジンの陽イオンが,本来ならカルシウムイオンと結合する口腔内の物質と結合するためカルシウムの析出が起こり,それで歯石が形成されるという説明がされています.しかし,それは**クロルヘキシジンによって歯周組織に悪影響を与えるという意味ではありません**.実際に,歯石形成が報告されている研究においては,**プラークの形成や歯肉炎にはクロルヘキシジンが抑制的に働いている**ことが観察されています[7].逆説的に聞こえるかもしれませんが,**歯石そのものは悪い成分が含まれていない**ので,**クロルヘキシジンの抗菌作用が勝り**,その表面のプラークの形

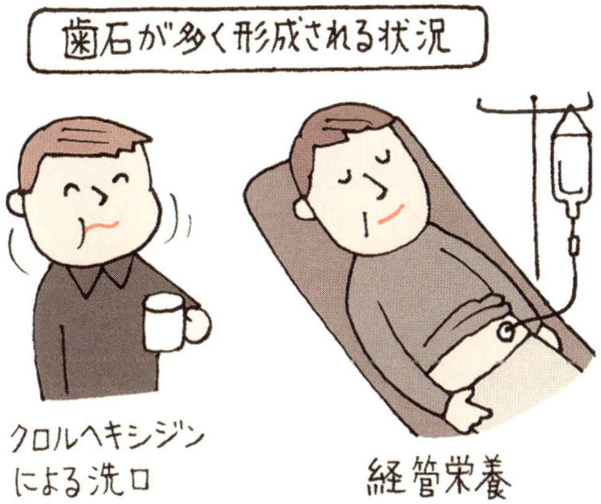

図5 歯石が多く形成される状況

成も抑制されると考えられます．

　また，興味深いことに，**経管栄養により食物を摂取している人は，そうでない人よりも口腔内に食物が入らないにもかかわらず歯石形成が多いことが報告されています**[8]．これらのことは，食物など口腔内に入る物質の成分が歯石形成を促進したり抑制したりする可能性を示唆しています．

　また，歯石形成を抑制する薬剤として，ピロリン酸や亜鉛，フィチン酸などが歯磨剤や洗口剤に配合されている場合があり，ある程度の有効性は報告されていますが，長期的な使用により歯周組織の健康に関係するかどうかは不明です[9〜11]．

　さて，**歯石の付着様式ですが，大きく分けて，ペリクルを介した付着と，歯面の粗造面への機械的な嵌合があり，除去しにくいのは後者のパターン**と考えられます．たとえば，以前シャーピー線維が埋入していた部位に生じた小窩や，齲蝕により生じた凹凸，セメント質の吸収によって生じた粗造面には歯石が強固に付着します（図6）．そのような歯石は

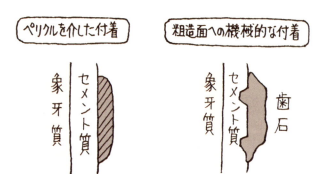

図6　ペリクルを介した歯石付着のイメージとセメント質の粗造面に歯石の一部が入り込んで付着しているイメージ

歯面のその一部に入り込んでいるので，完全に歯石を除去するためにはある程度歯質も除去せざるをえないことを理解すべきです．そのほかにも，歯石が形成されてからの時間やその部位も除去のしやすさ，しにくさに影響を与えるでしょう．

　さてこれらの対策ですが，かつてはある種の酸やアルカリ，キレート剤，酵素などにより歯石を軟化させようという試みがなされていましたが，結局，決定的なものはありません[12]．現状では，**使用器具の当て方や動かし方，シャープニングなどを適切に行っていくのが唯一にして確実な解決策**です．

3章 歯周病のリスク

3章 歯周病のリスク

I. 歯周病はいつ発症する？

　よくマスコミなどでは、「日本人の8割が歯周病」といわれます．しかし、これは軽度の歯肉炎も含んだ数値で、本当に歯周炎が重症化する「感受性の高い人」は1割ほどと考えられています．そして、歯周病の多くは40〜50代に多くみられます．しかし、そもそも歯周炎はいつ発症するのでしょうか．昨日までは歯周炎ではなく、今日から突然歯周炎になった、という話は聞きません．おそらくこのような慢性の疾患は、「気がついたら進行していた」ということがほとんどです．したがって、発症の瞬間をとらえることは不可能ですが、おおよそのことを知ることはできます．

　Kassebaumら[1]によるシステマティックレビューでは、歯周炎はほとんどの場合30〜40代の間に発症し、そのピークは38歳という結果が報告されています（図1）．また、Thorbert-Mrosら[2]によると、30〜45歳の比較的若い、感受性が高いと考えられる患者さんを後ろ向きに調査した結果、22〜28歳の間に発症していました．したがって、一般

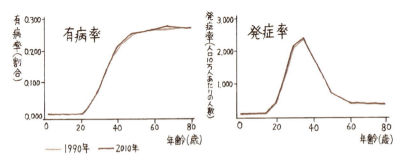

図1　アメリカにおける1990年と2010年の重度慢性歯周炎の有病率および発症率
ほとんどの場合30代から40代の間に発症し、そのピークは38歳である

的には歯周炎は，30〜40代に発症することがほとんどですが，感受性の高い患者さんでは20代あるいはそれ以前から発症することが考えられます．予防を行うにあたっては，これらのことに配慮する必要があるでしょう．

2. そもそもリスクファクターって何？

よく「リスク」という言葉を聞くと思います．これは簡単にいえば，「疾患の起こりやすさ」を意味します．また，これに関連してリスクファクター，リスクインディケーター，リスクプレディクター，リスクマーカー，予後因子など，さまざまな用語が存在し，しばしば混同されているようです．このなかで**「リスクファクター」という用語は「その存在が疾患の発症する確率を増加させることと，当該因子を排除すれば発症の確率が減少することが縦断研究により証明されているもの」**と定義されています．したがって，単に関連性が疑われる要因ではなく，時間の経過とともにその疾患が発症する確率を高めることが証明されているものに限られるわけです．ちなみに，「リスクインディケーター」は断面

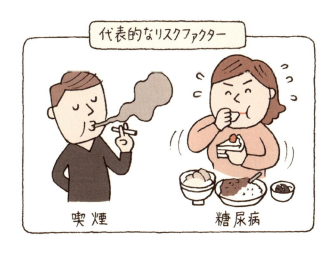

研究，すなわちある一時点において関連が認められるもの，「リスクプレディクター」あるいは「リスクマーカー」は疾患との関係は認められるものの，その時点で原因とは考えられていないもの，「予後因子」は疾患の発症を予測するもの，と定義されています[3]．

この定義からすると，歯周病において，広義には細菌因子，環境因子，宿主因子など，いくつかのリスクファクターが考えられますが，厳密にリスクファクターといえるのは，喫煙と糖尿病が代表的なものです．

3. リスクファクターはどのくらいの影響がある？

まず，喫煙が歯周炎と歯の喪失に関係があるということについては膨大なエビデンスがあります．それでは，どの程度影響するのでしょうか．たとえば，Papapanou[4]によるメタアナリシスによれば，**非喫煙者と比較して喫煙者では歯周炎に罹患するリスクがオッズ比で2.82であった**ことが報告されています．オッズ比というのは，単純に発症率の比ではなく，基本的には，喫煙をしている人のなかで発症した人数を発症しなかった人数で割り，さらにそれを喫煙していない人のなかで発症した人数を発症しなかった人数で割った値で割ったものを示します．ややこしいですが，とりあえず値が大きいほどリスクが高まると考えてください．

また，喫煙には「容量依存性」，すなわち喫煙本数が多いほど疾患が重篤になるという関連も示されています．図2に示す研究[5]では「パックイヤー」という指標が使われていますが，これは長期間の喫煙者における喫煙量を測定する方法で，1日の喫煙数（何箱か）と喫煙年数をかけ合わせた数値となります．**この数値が高い人ほど，重度なアタッチメントロスがみられる**ことがわかります．

また，喫煙は歯周治療の結果にも影響します．たとえばJinら[6]は，**喫煙者と比較して非喫煙者では，歯周治療後PPDが平均1mm多く減少**

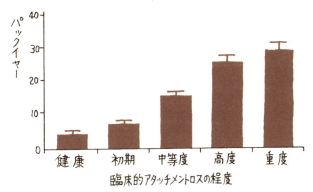

図2 歯周病の重症度とパックイヤー（1日の喫煙数（箱）×喫煙年数）の数との間に正の相関がみられる

することを報告しています．また，Papantonopoulos[7]は，**歯周基本治療後に再治療が必要だった確率が喫煙者では42.8％だったのに対して，非喫煙者では11.5％だったこと**を報告しています．また，**喫煙者が禁煙した場合，喫煙しつづけた人よりも長期的に骨吸収やPPDの深化が少なくなる**ことも報告されています．したがって，喫煙者に歯周治療を行う場合は，まず喫煙のリスクを説明し理解を得て，禁煙を指導することが推奨されます．

糖尿病も歯周炎のメジャーなリスクファクターの1つです．最近では，歯周炎が糖尿病のリスクとなる可能性も考えられていますが，ここではあくまで糖尿病が歯周炎に及ぼす影響について言及したいと思います．歯周炎と糖尿病との関係を示した有名な研究に，2型糖尿病の罹患率が40～50％ときわめて高いピマインディアンという民族を対象としたものがあります[8]．この研究では，**糖尿病でない患者さんと比べて血糖コントロール不良の2型糖尿病の患者さんでは，各年齢群において歯周炎がより重度になっている**ことが報告されています（図3）．Chávarryら[9]のメタアナリシスでは，**2型糖尿病患者さんでは健常者と比較して臨床的アタッチメントレベル（CAL）で平均1mm，PPDで平均0.46mm**

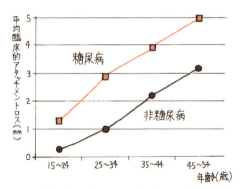

図3 ピマインディアンにおける2型糖尿病患者さんと非糖尿病患者さんの歯周病重症度

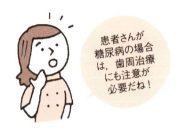

高い値が示されています．また，12～18歳を対象にした症例対照研究においても，**1型糖尿病患者さんは健常者と比較して歯周炎の罹患率が高く，より重度であった**ことが報告されています[10]．さらに縦断研究においても，**2型糖尿病患者さんでは健常者よりも歯周病の発症率が2.6倍高くなり**，しかも多くの場合，歯周炎よりも糖尿病が先に発症していたことが報告されています[11]．したがって治療にあたっては，糖尿病のコントロールも並行して行っていくとよりよい結果が得られる可能性があると考えられます．

また，喫煙や糖尿病ほどの強い根拠はありませんが，**肥満，カルシウムおよびビタミンDの摂取不足，骨粗鬆症，ストレスなどもリスクファクターである可能性が考えられており**[12]，これらの要因も歯周治療と並行して修正していくことが推奨されます．

4. 歯周炎との関連が疑われる全身疾患の考え方は？

　歯周炎と全身疾患との関連について，たとえば「糖尿病が歯周炎のリスクファクターである」というふうに，全身疾患が歯周組織に及ぼす影響は昔からいわれていました．しかし，20年前ごろから，「歯周疾患が全身に及ぼす影響」が大きな話題になってきました．たとえば，早産，低出生体重児出産，冠動脈疾患，脳血管疾患，糖尿病，呼吸器感染症などが，歯周炎や口腔内細菌の影響を受けると考えられるようになりました．ほかにも，関節リウマチ，アルツハイマー病，消化器疾患，前立腺炎，腎疾患，肝疾患なども歯周炎との関係が疑われています．

　このように歯周病と全身疾患の関係についてのトピックを「ペリオドンタルメディシン（歯周医学）」とよびます．おもなメカニズムは歯周病に関連した細菌や産生された毒素の直接的な体内への侵入，歯周炎により発現した炎症性サイトカインによる影響などが考えられています（図4）．しかし，くわしいメカニズムについてはいまだに不明なことが多く，議論が続いています．

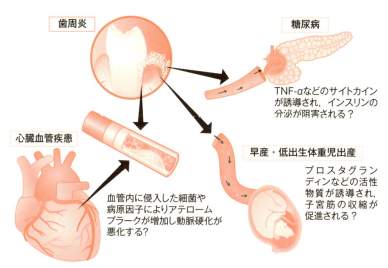

図4　ペリオドンタルメディシン（歯周医学）

5. ペリオドンタルメディシンのエビデンス

　歯周病と全身疾患との関係について多くの論文が発表されていますが，その大多数は「観察研究」です．たとえば，歯周病と心臓血管疾患に関する多くの疫学研究において，その関係が報告されています．考えられるメカニズムとして，歯周病原性細菌などが血管に侵入し，傷ついた血管内膜に入り込み，白血球の一種であるマクロファージが貪食，その死骸が蓄積してアテロームプラークという粥状のものが溜まり，血管を詰まらせるというものです．歯周病は心臓血管疾患の直接的な原因というわけではなく，それらの悪化や発症を起こしやすくする要因になるであろうというわけです．

　歯周病と全身疾患についての関係をより強く証明するためには，「介入研究」が必要です．たとえば，要介護高齢者に対して専門家が口腔ケアを定期的に行った場合，誤嚥性肺炎の発症を少なくできることが知られており，これは介入研究により証明されたものです．

　歯周病と心疾患に関しては，Tonettiらが行った代表的な研究[13]があります．この研究では非外科的歯周治療による血管壁を構成する内皮細胞の機能への影響を調べ，歯周治療を行った患者さんは行わなかった患者さんと比較して，「治療翌日は機能低下したが，その後は向上したこと」が報告されました．したがって，歯周治療は心臓血管系に対してよい影響を与えると考えられますが，この研究では対象が心疾患患者でないことや，評価項目がたとえば発作を起こす割合，死亡率などのハードなものでないことなどから，批判もあります．現状では，**歯周治療と心臓血管疾患の関係は，観察研究の結果から関係があるとはいえるものの，歯周治療により改善することを証明するにはまだ研究が必要**，というところでしょう（図5）．

3章 ● 歯周病のリスク

> **アメリカ心臓協会（AHA）による声明**
> **(Lockhartら 2012)[14]**
> - 歯周病と心疾患との関係を示すデータの多くは観察研究である
> - 歯周治療による特定の炎症マーカーへの影響は研究によって一貫しておらず，その継続性や信頼性，変動を決定する要因は明らかでない
> - 歯周治療は一時的に炎症を誘発したり，血管内皮細胞の機能を妨げる
> - 当面は，歯周疾患と心疾患との因果関係やその仮定に基づく治療の有効性を主張することは不適切である
>
> **ヨーロッパ歯周病学会（EFP）・アメリカ歯周病学会（AAP）**
> **ジョイント・ワークショップ（2013）コンセンサスレポート[15]**
> - 疫学的には，歯周炎が心臓血管疾患のリスクの増大を促すことについては一致した強い根拠がある
> - in vitro，動物実験，および臨床研究では，その相互作用と生物学的なメカニズムを支持しているが，さらなる結論を導きだすには今日までの介入研究では不十分である
> - 冠動脈疾患発症の予防のための歯周治療の効果を証明するには，よくデザインされた介入研究による結果が必要である

図5　ペリオドンタルメディシンのエビデンス

6. ペリオドンタルメディシンを臨床にどう活かす？

　たとえば，歯周病と糖尿病は「相互関係」があるといわれています．つまり，糖尿病は歯周病のリスクになり，歯周病も糖尿病のリスクになるということです．現状，糖尿病をもつ患者さんに歯周治療を行うと，ヘモグロビンA1cの値が0.4ほど改善すると考えられています．そのメカニズムとして，歯周治療により感染が除去され炎症が消退することでインスリン抵抗性が改善することが考えられています．しかし，この効果を疑問視する結果も報告[16]されており，このトピックに関しても議論の最中です．

　また，以前は歯周炎と早産・低出生体重児出産との関連は明らかであると考えられていました．ほかの慢性疾患と異なり，出産の場合経過が比較的短いので，介入研究による結果が得られやすかったことからそう

> **ペリオドンタルメディシンの臨床的意義**
> - 疫学的な観察研究においては，歯周病と全身疾患との関連が数多く報告されている
> - 介入研究，すなわち歯周治療を行ったことにより全身疾患の状態が改善することを証明した研究は数少ない
> - 臨床の現場では全身疾患との関連を患者さんに説明し，動機づけに用いる

図6 ペリオドンタルメディシンの臨床での位置づけ

いわれていました．しかし，その後，多くのエビデンスが蓄積された結果，現在のコンセンサスは「歯周治療により早産・低出生体重児出産の発生率を減らすことはできない」となっています[17]．

しかし，筆者の個人的な見解ですが，糖尿病にしろ，早産・低出生体重児出産にしろ，大規模な研究になればなるほど，対象になる患者さんの歯周炎の重症度が低い傾向があるように思えます．これは当然のことで，たとえば，全顎的に波及しているような重症な歯周炎に罹患している妊婦さんを数百人集めることがとても困難であることは容易に想像がつくでしょう．歯周炎が重度の患者さんで，さらに高齢出産などのリスクがある場合，全身への影響は無視できないと思います．

したがって，やはり**患者さんへの説明は必要だと思いますし，それによりモチベーションの向上が期待できます**．それが，現在のところの「ペリオドンタルメディシン」の臨床での位置づけだと考えます（図6）．

4章 BOP

4章 BOP

I. プロービングを考える

　歯周炎は,「付着の喪失を伴う歯肉の炎症」と定義づけられる疾患で,歯肉の炎症はプロービング時の出血（BOP）の有無により検査します．付着の喪失は,「臨床的アタッチメントレベル（CAL）」の測定により検査可能ですが, 通常はX線写真上でみられる歯槽骨辺縁からの骨吸収の状態により判断されます．

　歯周炎の検査において, プロービングは必須です．BOPは, 歯周炎の確定診断に用いられるパラメータとなります．

①X線があればプロービングは不要？

　ときどき「X線写真を見ればわかるのではないか」と言われることがあります．まず, 歯周組織に異常がないかどうかは, 初診時や再評価時のみならず, メインテナンス時に毎回チェックする必要があります．「X線写真を見ればわかる」ということは, 毎回X線写真を撮るということになりますが, それは現実的なのでしょうか．また, X線写真ではあくまで隣接面しか見えないので頬舌的に生じたことはっきりとはわかりません．さらに, 治療により歯周炎が治癒しても, くさび状骨欠損に生じる骨添加の場合を除いては, X線写真上での骨の高さは変わりません．**したがって, 治癒の指標にすらならないことが多いのです．**

②炎症は見ればわかる？

　「炎症は見ればわかる」という方もいるようです．しかし, 歯周炎の場合には, **根面に付着したプラークが原因となるので歯肉の内側から炎症が波及する**ことになります．したがって**歯肉が厚い部分では, 外側から炎症症状が確認できません．**また, 再評価時に見た目の炎症症状はほぼ消失していても, プローブを入れると出血してくるような場面を多くの方が経験していると思います．

③プロービングは必須！！！

つまるところ，歯周炎は「**部位特異性**」という性質をもっており，**部位，すなわち歯面によって進行程度が異なる**ということがあげられます．つまり唾液や血液などの患者単位の検査では診断できないわけです．また，すべての部位を検査する場合，歯が20本残存している人に4点法で検査を行うとすると，80カ所の検査が必要となるわけです．たとえばペーパーポイントによるサンプリングを80カ所に行うことは現実的でしょうか．

こうしたさまざまな背景から，いまでも**歯周炎や，その治癒の判断基準としてもっとも信頼されているのがBOP**なのです（図1）．

このように，BOPによる検査は初回の診断のときのみに行うわけでなく，再評価，メインテナンスをとおして何度も繰り返し行われるべき行為ということを念頭において，日々の臨床に取り組んでいただければと思います．

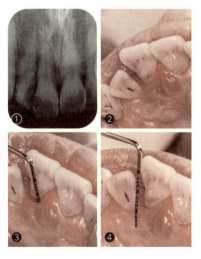

図1 プロービングは必須！
❶X線写真上では1|遠心部のわずかな範囲に透過像があるが見落とす可能性がある
❷舌側面観．深いポケットがどこにあるかはわからない
❸❹1|中央部にプローブを挿入すると出血が生じ，PPDも7mmであった

2. 歯周炎にプロービングすると出血する理由は？

基本的には，**歯肉が臨床的に健康ならば適切な圧でプロービングしても出血しません**．なぜなら歯肉結合組織が健康な場合，主成分であるコラーゲン線維がプロービングの方向に対して垂直に走行しており，プロービング圧に対して抵抗するからです．その結果，プローブ先端は上皮の範囲内で止まり，上皮には血管がないので，理屈では出血が起こらないということなのです（図2）．

では，歯肉に炎症がある場合はどうなるでしょう．たとえば，歯肉炎の場合に25g程度の適切な圧でプロービングしたとします．健康な場合と違って，歯肉溝部に近いところにある歯肉結合組織のコラーゲン線維は炎症により一部脆弱になっており，プロービング圧に対する抵抗力が低下します．その結果，プローブの先端は接合上皮の最根尖部よりも根尖部まで到達します．炎症を起こしている歯肉結合組織の部分（ICT）には拡張した毛細血管が存在しており，その部分を押し込むので血管壁を傷害し，また上皮も炎症により脆くなって，微小な潰瘍が形成されていたりするので，出血してくるというわけです（図3）．

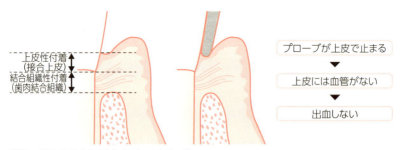

図2　健康な歯肉に対するプロービング
歯肉結合組織が健康な場合，プロービング圧に対する抵抗力が強いため，プローブ先端は上皮で止まり，上皮には血管がないので出血が起こらない

さらに歯周炎の状態だと，プロービング圧に対する抵抗性が低下し，プローブの先端は接合上皮の最根尖部より0.5mm程度深く挿入され歯肉結合組織に直接到達し[1]，出血が起こってきます（図4）．すなわち，**炎症により歯肉結合組織のプロービング圧に対する抵抗が弱まるため，プローブが深く挿入され，出血が起こってくる**のです．

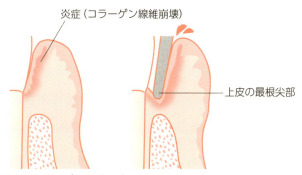

図3　歯肉炎の場合のプロービング
炎症があると歯肉のプロービング圧に対する抵抗性が減弱するため，プローブ先端は接合上皮の最根尖部で止まらず，出血が起こる

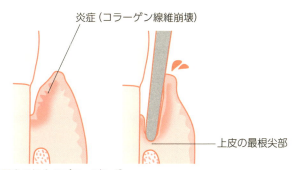

図4　歯周炎の場合のプロービング
炎症が根尖方向に波及し，付着の喪失が起こると，歯肉の抵抗性はさらに下がるため，プローブ先端が歯肉結合組織に到達し，出血が起こる

> **Clinical Advice**
>
> 歯周炎は、「歯肉の炎症＋付着の喪失」で定義される疾患で、臨床的にはX線写真上での骨吸収状態でおおよその付着の喪失を診断します。そして、歯肉の炎症状態はPPDとプロービング時の出血（BOP）で評価します。
>
> 注意すべき点は、解剖学的には「歯周ポケット」とは、歯肉辺縁から上皮の最根尖部の範囲をいいますが、臨床的にはプローブの先端の到達性は歯肉の状態に左右されるということです。つまり解剖学的ポケットの深さとプロービングによって測定される深さは異なるということです。
>
> そのため、プロービングで測定された値は「プロービングポケットデプス（PPD）」または「プロービングデプス（PD）」とよばれます。PPDが示しているのは、「解剖学的なポケットの深さ」ではなく、プロービング力に対する歯肉の抵抗性です。つまり、歯肉に炎症があると組織のプロービングに対する抵抗性が低くなるため、プローブが深く入り、BOPが起こり、かつPPDの値も大きくなる（5mm以上）というわけです。
>
> 臨床ではそのことを念頭に置いてプロービングを行いましょう。

3. BOPに影響を与える要因は？

①プロービング自体に影響する要因

BOPに限らず、プロービングそのものに影響を与える要因がいくつか存在します。代表的なものに、下記のようなものがあります。

> ❶ プローブの方向，❷ 歯石の存在，❸ プロービング圧，❹ プローブ先端の直径

たとえば、歯肉炎の場合にはプローブを根面と平行にポケット底部に向けて挿入するよりも、60°ほどの角度をつけたほうが正確にBOPを評価できることが報告されています[2]（図5）。しかし歯周炎の場合にはポケット底部の炎症が問題であり、疾患を見逃さない意味でも、ポケット底部に向けて挿入すべきであると考えます。また、歯石の存在がプローブのポケット底部への到達を妨げる可能性があり、疾患の見落としにつながるので注意が必要です。プロービング圧については0.25〜0.75N、プローブ先端の直径は0.35〜0.65mm程度が標準と考えられています。

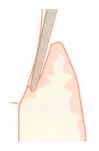 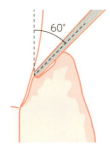

図5 プローブの挿入角度により出血の頻度が変わる
歯肉炎の場合，プローブを根面に60°ほどの角度をつけたほうが正確にBOPを評価できると報告されているが，歯周炎の場合はポケット底部の炎症を見落とさないためにポケット底部に向けて挿入すべきである

②BOPに影響する要因

喫煙者は，非喫煙者よりもBOPが起こりにくい傾向があることが報告されています[3]（表）．その理由としてはニコチンにより毛細血管が収縮すること，血流が減少することなどが考えられていますが，反対の結果を報告している論文もあり議論の最中です．臨床的に重要なことは，**喫煙者においては「偽陰性」，すなわち炎症が存在しているのに隠される可能性があるので，診査を行ううえでより注意深く観察する必要がある**ということです．

また，女性の場合，**月経時にBOPが起こりやすくなる**ことが観察されており[4,5]，注意が必要です．

表 喫煙者と非喫煙者のBOPの頻度の違い

	非喫煙者との BOP頻度の比較	喫煙者/ 非喫煙者	出血の評価法
Preberと Bergstrom (1985)	少ない	0.68	BOP部位の%
Bergstromと Preber (1986)	少ない	0.33	BOP部位の%
Goultschinら (1990)	少ない	0.54	CPITN
Danielsenら (1990)	少ない	0.49	GI
Haberら (1993)	多い	1.2〜1.5	BOP部位の%
Ahら (1994)	同様	〜1	BOP部位の%
Fungと Corbet (1995)	同様	〜1	プロービング直後のBOPの%
	多い	2	プロービング後しばらくしてからのBOPの%

4. 血の性状（サラサラ，ドロドロ）によって違いはある？

同じBOPでも，比較的サラサラした感じの出血がある場合と，ドロドロとした出血がある場合があります．BOPは基本的にその「有無」を基準とするパラメータなので，どちらの場合も認められれば「そこに炎症が存在する」ということになります．

理論的に考えると，**ドロドロした出血には「排膿」が伴っていると考えられます．同じ炎症でも排膿がある場合は，より疾患が活発化している状態**と考えられ，歯周炎進行のリスクも高まります．しかし，排膿というパラメータは，BOPよりもさらに不安定で，同じ炎症状態でもあったり・なかったりの傾向が強いと考えられます．したがって，排膿がある場合には疾患が活発化している状態と判断できますが，ないからといって疾患が治癒したということにはならないので注意が必要です．

5. BOP部位の歯周炎の進行・再発の確率は？

歯周炎の検査方法としての有効性を証明するためには，その検査結果と疾患の進行とにどれだけ関係があるかを示す必要があります．Langら[6]は，予後を判断する因子として，メインテナンスにおけるBOPの有効性を評価するために，4年以上通院しているメインテナンスの患者さん55名を対象にした後ろ向き研究を発表しています．全部で1,054歯面が対象とされ，最終検査時まで4回プロービングしたなかでの出血回数と臨床的アタッチメントロスとの関係を分析しました．

その結果，4回中4回とも出血した部位のうち30％にアタッチメントロスがみられたのに対し，一度も出血しなかった部位では1.5％にしかみられませんでした（図6）．逆にいうと，BOPがまったくみられなかった場合には，98.5％の部位でアタッチメントロスが起こっていなかったことを示します．他方，4回ともBOPがみられた歯面でも，70％の部位でアタッチメントロスがみられなかったということもいえます．し

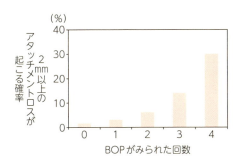

図6 　BOPと臨床的アタッチメントロスとの関係[6]

たがって，BOPは，それがみられることで歯周炎の進行を予測できる確率は必ずしも高くないものの，**「BOPがなければ疾患の進行がほとんど起こらない」という意味では精度の高い指標**といえます．

　もう1つ気をつけなければいけない点は，データからもわかるように，同じ部位でも日によってBOPがみられるときと，みられないときがあるということです．それは前述した排膿にもいえますが，BOPは排膿と比べるとその変動は激しくありません．しかし，**一度消失したからといってしばらくチェックしなくてよい，ということではなく，メインテナンスごとのチェックが必要**です．

6. BOPは全歯面の何％になればよい？

　よくプラークスコアは20％以下にすることを目標にするといわれます．それに根拠があるかは別として，BOPの場合にもそのような指標があると便利です．もちろん0％になることが理想ですが，上述のデータのようにBOPはあったり・なかったりすることがあり，また，BOPがあっても，疾患の進行する確率が高いわけではありません．また，筆者の経験上，長年メインテナンスを続けている患者さんでもBOPが0％になることはきわめてまれです．

　たとえばJossら[7]は，平均53カ月間メインテナンスを続けた患者さ

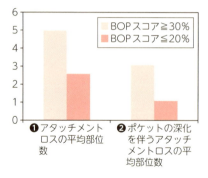

図7　BOPスコアと臨床的アタッチメントロスの関係[7]

ん39名を対象に研究を行いました．その結果，研究期間中のBOPスコアがもっとも高い人で56％，低い人で11％でした．また，約半分の患者さんではBOPスコアは25％を超え，半数では25％以下でした．そして，BOPが30％以上だった患者さんでは観察期間中，平均5部位に臨床的アタッチメントロスがみられ，20％以下だった人では平均2.6部位でみられました（図7-❶）．

さらに，ポケットの深化を伴う臨床的アタッチメントロスは，BOP30％以上の患者さんで平均3.1部位，20％以下の患者さんで平均1.1部位でした（図7-❷）．BOPを起こした全体の2/3はBOP30％以上の患者さんで生じ，25％以下だった患者さんでは1/5でした．

これらの結果から，**BOPスコアが低いほうがアタッチメントロスを起こす確率が低くなる**ことがわかります．しかし，そのまま20％を閾値とするのが正しいかについては検討の余地があります．実際には，その閾値を25％とする研究者もいれば，10％とする場合もあるというのが現状ですが，筆者は10％というのをおおよその基準として動的治療終了の判定に用いています．

なお，New Topic 1で述べた2017年，シカゴでの国際会議で，歯周治療が行われた場合の健康な歯周組織の基準が定義され，「BOP 10％未満」「PPD 4mm以下」が基準とされました．

5章 骨吸収の形態の違い

5章　骨吸収の形態の違い

1. プラーク・炎症・骨の関係

　1章で述べたように，正常な歯周組織では接合上皮の根尖部から歯槽骨頂までの距離は約1〜1.5mmです．それが，歯肉と隣接した歯面にプラークが蓄積し，その結果，歯肉に1〜2mmの範囲で炎症が生じますが，炎症と骨の間には健康な結合組織が介在した状態になっています．

　プラークにより，炎症が根尖側方向に波及すると骨吸収が起こりますが，プラーク・炎症・骨の位置関係はあまり変わりません．すなわち，**歯周炎で骨吸収が生じている場合でも，プラークの位置と骨辺縁の位置はおおよそ一定になっている**わけです．

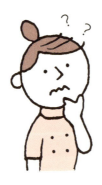

なぜ，水平性と垂直性の骨吸収があるんだろう？

2. 水平性・垂直性骨吸収の違いはなぜ起こる？

　さて，その骨吸収ですが，X線写真上での状態により**「水平性骨吸収」**と**「垂直性骨吸収」**に分類できます．「水平性骨吸収」は，骨吸収の形態が隣接する歯のセメント-エナメル境を結んだ線とほぼ平行になっている場合をいい（図1），「垂直性骨吸収」は隣接した歯のどちらかの歯槽骨頂が根尖側に位置している場合をいいます（図2）．ちなみに，日本ではこの「垂直性（vertical）」という言葉がいまでもよく使用されていますが，国際的には「くさび状骨欠損（angular bony defect）」というよび方のほうが主流です．しかし，わかりやすいようにこの章では「垂直性」という言葉を使うことにします．

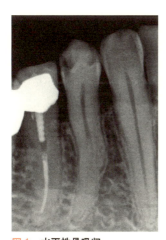

図1　水平性骨吸収

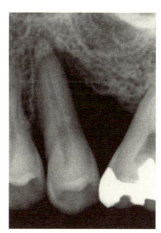

図2　垂直性骨吸収

さて，それでは同じ骨吸収でもなぜ形が変わるのでしょうか？　その答えを出すためには，前述した「**プラークの位置と骨辺縁の位置はほぼ一定**」ということを思い出す必要があります．

たとえば，歯根と歯根の間の距離が1mmだったとします．そして片方の歯根の隣接面にのみ歯肉縁下プラークが，なんらかの理由（根分岐部やグルーブ（歯根の陥凹）などの解剖学的要素など）で付着したとします．歯肉に炎症が波及する範囲はプラークから1〜2mm，そしてその炎症から一層健康な結合組織を介して骨辺縁が位置しますので，図3のような水平性の骨吸収になります．

では，同じように片方の歯根の隣接面にのみ歯肉縁下プラークが付着した状況で，歯根と歯根との間が3mmあった場合はどうでしょう？この場合も炎症の波及はプラークから1〜2mmです．しかし，プラークが付着していない根面に隣接した歯肉には炎症が起こらないので，骨吸収は斜めの形になります（図4）．

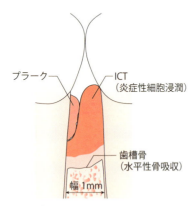

図3　水平性骨吸収
歯根と歯根の間が1mm，片方の歯根の隣接面にのみプラークが付着している場合

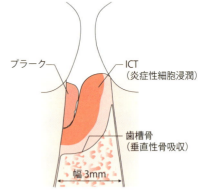

図4　垂直性骨吸収
歯根と歯根の間が3mm，片方の歯根の隣接面にのみプラークが付着している場合

次に，隣接する歯根と歯根の間が3mmで，歯根の両方に歯肉縁下プラークが付着していた場合はどうでしょうか？　その場合は両方のプラークから炎症が1〜2mm波及するので，ほぼ水平的な骨吸収になります（図5）．また，両方の歯根に歯肉縁下プラークが付着していて，歯根と歯根との距離が4mmあった場合には垂直性骨吸収が2カ所形成されることになります（図6）．このように，骨吸収の形態は歯根と歯根の距離，プラークの位置によって説明できます．

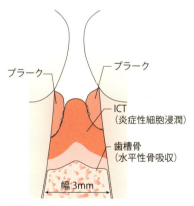

図5　水平性骨吸収
歯根と歯根の間が3mm，隣接する歯根の両方にプラークが付着している場合

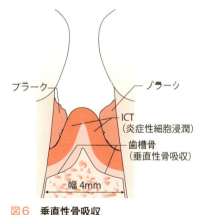

図6　垂直性骨吸収
歯根と歯根との距離が4mm，隣接する歯根の両方にプラークが付着している場合

3. 力の関与を考える

　ここで，"垂直性骨吸収には咬合が関与しているのではないか"と疑問に思った読者もいらっしゃるかもしれません．たしかに，歯周炎が進行する過程で過大な咬合力が歯に加わった場合は，その進行が早まることがあるかもしれません．

　しかし，その場合はX線写真上では歯根膜腔の拡大が起こり，骨吸収も全周性に起こることが多いと考えられます．隣接面のどちらかに垂直性骨吸収があるという状態は，咬合力による歯周組織変化についてのあらゆる実験モデルで再現されていません．つまり，**垂直性骨吸収も，基本的にはプラークが原因と考えてよいでしょう．**

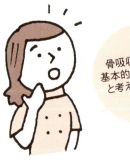

骨吸収の原因は基本的にはプラークと考えていいのね

6章 歯の動揺

6章 歯の動揺

1. 健康な歯周組織をもつ歯も動揺している？

　歯周炎の代表的な症状に「歯の動揺」があります．これは患者さん自身が自覚することも多く，来院の動機となる症状の1つでもあります．では，歯の動揺はなぜ起こるのでしょうか？　そして臨床上，どのような意義があるのでしょうか？

　1章でも解説したように，健康な歯周組織では，接合上皮の最根尖部あるいはセメント-エナメル境から約1～1.5mmの位置に歯槽骨頂が存在します．この場合，歯は支持組織によりしっかりと支えられており，機能的に問題があることはあまりありません．しかし実は，このような健康な状態でも歯は動揺しています．

　なぜなら，歯根と歯槽骨との間には，幅0.25mm±50％の歯根膜という組織が存在しているからです．この歯根膜の主成分であるコラーゲン線維の両端が固有歯槽骨とセメント質に入り込むことで歯と歯槽骨をつなげていますが，この歯根膜は軟組織なので，歯根膜の幅の分，歯は微妙に動揺するわけです．これが一般的に「生理的動揺」といわれるものです（表，図1）．生理的動揺は，一般的には前歯のほうが大臼歯より大きいといわれています．

2. 動揺の原因は何？

　歯の動揺の原因はさまざまです．たとえば，プラークに起因する歯周炎の進行による骨吸収が起こったらどうなるでしょう？　その程度が軽度なら，歯の動揺度はそれほど変わらないかもしれません．しかし，歯周炎が高度に進行して，付着の喪失量が多くなると，歯の動揺度が増すことが多くなります．つまり，**歯根膜腔の幅は同じであっても，歯を支**

6章 ● 歯の動揺

表　歯の動揺度の分類

| 0度：水平方向への0.2mm以下の歯冠の動き
　　　生理的動揺 |
| 1度：水平方向への0.2〜1mmの歯冠の動き |
| 2度：水平方向への1mmを超える歯冠の動き |
| 3度：2度の所見に加えて，垂直方向への歯冠の動き |

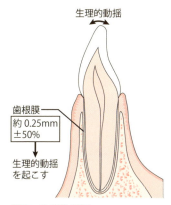

図1　生理的動揺

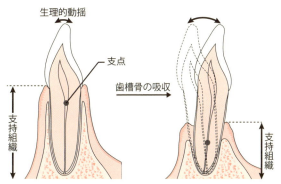

図2　歯周炎により歯槽骨が吸収することで歯の動揺が増大する

える組織の高さが減ることで，**歯の動揺の支点が根尖側方向に移動し，動揺度が増大する**わけです．これが歯周炎による歯の動揺のメカニズムです（図2）．

　歯が動揺するもう1つの原因は，病的な咬合力です．これは，いわゆる「咬合性外傷」とよばれる状態で，特に強い側方圧が歯に加わった場合に生じます（図3）．また，臨床的には，片方の側に力が加わったら反対方向からも力が加わることが多いと考えられます．これを「ジグリング型外傷」といいます．このような力が歯に加わると，歯は力から逃げ

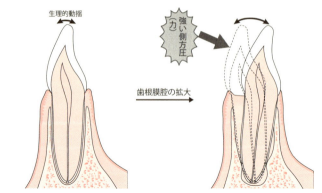

図3 咬合性外傷により歯根膜腔が拡大することにより歯の動揺が増大する

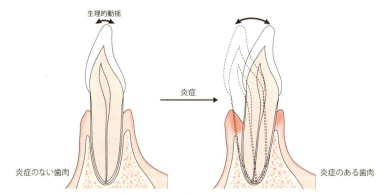

図4 支持組織の高さや歯根膜腔の幅が同じでも歯肉に炎症があると動揺が大きくなる

ようとして，歯根膜腔の幅を広げ，歯は動揺します．このように歯根膜腔の幅が広がりつづけているのは病的な状態ですので，咬合調整などの処置が必要となります．場合によっては，歯周炎と咬合性外傷が混在して動揺が生じることもあります．

また，歯肉の炎症の状態によっても歯に動揺が生じます．**歯肉にも歯を支える役割があるため，支持組織の高さや歯根膜腔の幅が同じでも，歯肉に炎症がある場合はない場合と比較して動揺が大きくなる**のです（図4）．そのほか，歯の破折や根尖性歯周炎などでも動揺は生じます．

Clinical Advice

歯周炎によって歯が動揺している場合，骨吸収が起こっているはずなので，まずはX線写真である程度確認することができます（図a）．加えて，歯肉の炎症状態をBOPの有無で確認します．この場合の治療方針は，ブラッシング指導，歯肉縁下デブライドメントを主体とした歯周治療です．これがうまくいくと，BOPは消失し，歯の動揺が小さくなる場合があります．

では，BOPが消失したにもかかわらず歯の動揺が残った場合はどうすればよいのでしょう？　答えの1つは固定することです．しかし，動揺があっても患者さんが機能的に問題ないならば固定する必要はありません．逆にいうと，固定をすれば見かけ上の歯の動揺は治まりますが，それだけで治療を終わらせてはいけないということです．

注意しなければならないのは，限局した歯面のみで骨吸収がある場合や，ブリッジの支台となっていたり，固定装置が入っている場合，歯周炎が進んでいても臨床的に動揺がみられない場合があることです（図b）．この場合ももちろん歯周治療は必要です．また，X線写真上で歯根膜腔が拡大し（図c），明らかな早期接触や咬頭干渉があり，それに伴う歯の動揺が進行的に増加している場合は，咬合性外傷が疑われるため，咬合調整などが必要になります．

このように，動揺の原因はさまざまなので，それぞれに応じた対応が求められています．

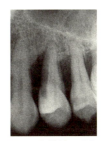

図a　歯槽骨の吸収

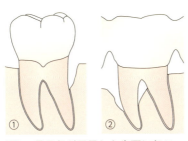

図b　骨吸収が限局した歯面に起こっている場合（①）や連結固定などが施されている場合（②）には，臨床的に歯の動揺がみられないことがある

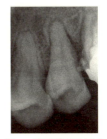

図c　歯根膜腔の拡大

3. インプラントで動揺する場合は？

では，インプラントの場合はどうでしょうか？ 天然歯と違ってインプラントには歯根膜がなく，インプラント体と骨が直接結合しています（オッセオインテグレーション）．したがって，天然歯のような生理的動揺はありませんし，インプラント周囲炎により骨吸収が生じても，動揺度の増加は起こりません．ということは，インプラントの場合，動揺度というのは診断基準としてはあまり大きな意味がないということになります．インプラントが動揺していたとしたら，オッセオインテグレーションが完全に消失したことを意味し，撤去するしかないわけです．

◎オッセオインテグレーション

オッセオインテグレーションとは，「生活を営む骨と，荷重を受け機能しているインプラント表面との間の構造的かつ機能的結合」と定義されています．天然歯と違うのは骨との間に歯根膜やセメント質のような構造を介さないところです．天然歯でいえばアンキローシス（歯根と歯槽骨が癒着した状態）に近い状態ともいえますが，インプラントの場合はそれが健常な状態といえます．

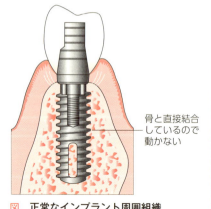

骨と直接結合しているので動かない

図　正常なインプラント周囲組織

7章 歯周治療における咬合性外傷

7章 歯周治療における咬合性外傷

1. プラークが原因でなければすべて咬合のせい？

　歯周炎のおもな原因は細菌性プラークです．したがって，その治療は，原因であるプラークを歯面から除去する「プラークコントロール」が中心となります．歯肉縁上のプラークは，おもに患者さん自身のブラッシングにより毎日除去してもらい，歯肉縁下の根面に付着したプラークは術者が除去します．

　プラークのほかに歯周炎の進行にかかわる要因として「咬合」がよく取りあげられます．筆者は，ときどき歯周病の症例について議論するときに，こんな内容の話を聞くことがあります．**「この症例では，それほどプラークが付着していないのに限局的に歯周炎が進行している．だから咬合が原因だ」**──．しかし，この考え方を要約すると「プラークだけが歯周病の原因とはいえない．だから咬合が原因だ」と消去法的に診断してしまっているように思います．これは明らかに間違った考え方です．たとえば「頭痛」という症状があったとします．脳腫瘍を疑いましたが，検査をしてみると脳腫瘍ではありませんでした．では，「脳腫瘍じゃないから脳梗塞だ」というような診断は成り立つのでしょうか？脳梗塞特有の徴候がみられたうえでそう診断すべきです．同様に，**歯周炎に咬合が関与していることを疑うのであれば，その徴候があって，はじめてそう診断すべきなのではないでしょうか**．

2. なぜ歯周治療で治らない場合があるの？

　歯周炎の原因はプラークで，過度な咬合力がその進行を早める可能性があることは先述したとおりです（☞5章）．しかし，そのほかにも直接的，あるいは間接的に歯周炎の悪化や治癒の不全をきたす要因が存在し

ます．たとえば，喫煙，糖尿病などはその代表で，歯周炎悪化のリスクファクターといわれています（☞3章）．

そのほかにも，根分岐部病変（☞10章）やグルーブ（根面溝）などの解剖学的要因や，修復物のオーバーハングのような局所的な要因も絡んできます．したがって，歯周炎の進行にはそれらの要因が重なっている場合もあり，治療のためにはそれらの修正が必要な場合もあるわけです．

すなわち，**咬合以外にも修飾因子が多数存在するため，「プラークが原因でなければ咬合」という考えは誤りだといえる**でしょう．筆者の個人的な意見ですが，限局的な歯周炎の進行には，咬合よりも解剖学的な要因が大きいと考えています．

3. 歯周治療における咬合治療の位置づけは？

よく用いられる「力のコントロール」という用語は正式な学術用語ではなく，筆者自身はあまり使っていません．なぜなら，この言葉からは「プラークコントロール」と並び称される言葉のようにイメージされてしまうからです．「プラークが原因ではないから咬合が原因」という診断がなされてしまうのも，「プラークコントロールと力のコントロールが歯周治療の2大要素」というような考え方が日本において広まってしまっているからではないでしょうか．この点を正確に理解するためには，まずは**咬合による病態と歯周炎による病態の違いを理解しなければなりません．**

それでは，まずは「力」について考えていきましょう．歯の機能でもっとも重要なのは「咀嚼」です．ということは，そもそも歯は力を受けるために存在するわけです．したがって，力が加わること自体が悪いわけではありません．要するに，歯や歯周組織が生理的な状態を維持できないほど過剰な力が加わることが問題なのです．ある程度の力ならば経年的に咬耗が起こることで補正されます．これは，ある意味自然に咬合調整がなされているということです．したがって，**咬耗があるからとい**

って必ず現在進行形で歯周組織に過大な力が加わっているとはいえません．

実際にHanamuraら[1]は，疫学的な研究において，ブラキシズムによる咬耗の程度と歯周組織の破壊の程度に負の相関があることを報告しています．したがって，咬耗，ファセットなどの所見のみで咬合性外傷と診断するのは誤りです．**咬合治療の適応にすべき病的な状態は，単にファセットや咬合様式などの所見でなく，「実際に咬合力が歯周組織に障害をもたらしている場合」**と考えるべきです．

それでは，過度な力で生じる歯周組織の障害とはどのような病態なのでしょうか？　よく「X線写真上での垂直性骨吸収」が咬合性外傷の症状であるといわれていましたが，実は垂直性骨吸収が咬合のみを原因に起こるという根拠はありません．その学説の提唱者であるGlickman[2]は，歯肉の炎症自体はプラークにより起こり，過度の力が加わった場合に炎症が歯根膜側に波及して垂直性骨吸収が起こると論じました．しかし，現在ではこの学説は否定されています[3]．つまり垂直性骨吸収もプラークによって起こると考えられ，その治療は咬合調整ではなく，非外科的歯周治療またはフラップ手術などの歯周外科治療ということになるわけです（図1）．

前述したシカゴの国際会議においても，咬合性外傷についてまとめられています．内容としては，まず咬合性外傷のみでは歯周炎は発症しな

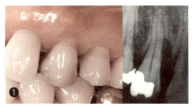

❶　上顎右側第一小臼歯部近心面に垂直性骨吸収がみられた

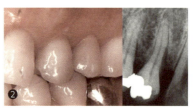

❷　咬合性外傷の徴候がなかったため，フラップ手術を含む歯周治療を行った結果，骨添加が生じた．咬合調整は行っていない

図1　垂直性骨吸収を伴う歯周炎の治療

いことが明記されています．そして，問題になるのは歯周炎により歯槽骨が失われたときに生ずる二次性咬合性外傷で，とくに「進行性の動揺」がみられる場合に歯周炎の進行に影響します．臨床的な咬合性外傷の指標は次のようにまとめられています．

> ❶ フレミタス，❷ 動揺，❸ 咬合のずれ，❹ 摩耗によるファセット，❺ 歯の移動，❻ 破折，❼ 温度に対する過敏，❽ 咀嚼時の不快感／疼痛，❾ 歯根膜腔の拡大，❿ セメント質剝離

また，アブフラクションや歯肉退縮が過度の咬合力に起因するという説も否定されています．

4. 咬合と歯周組織の関係は？

それでは過度の咬合力により歯周組織にどのような病態が生じるのでしょうか？　それにはいくつかの状況に分けて考えなければなりません．

①健康な歯周組織の場合（図2）

臨床的に歯肉に炎症がなく骨吸収もない状態で，過度の咬合力が加わった場合の組織変化については，6章でも述べましたが，外傷が加わってまもなくは，歯は力から逃げようとするために，動揺が進行的に増加していきます．すなわち，継時的に動揺度が増していきます．これは歯根膜が拡大することで起こります．そして，この過程では歯根膜には破骨細胞の活性化などの病的な所見がみられます（**外傷期**）．極端なケースでは，そのまま歯が脱臼してしまうかもしれません．この場合は病的な状態と判断できるので，咬合調整の適応となります．

しかし，動揺度の進行がある程度のところで落ち着く場合があります．つまり，歯根膜腔が拡大し，歯の動揺は残っていても，それ以上動揺が増加しなくなっている状態です．この場合の歯根膜は，単に拡大しているだけで病的な徴候はみられません（**後外傷期**）．つまり，機能的要求に適応した状態となります．臨床的には外傷期，後外傷期ともに歯

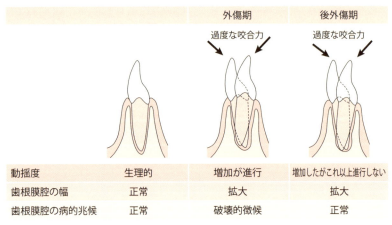

図2 正常な高さの歯周組織を有する歯に外傷が加わった場合

の動揺の増加とX線写真上での歯根膜腔の拡大がみられますが，病的な状態か生理的に適応した状態かは，歯の動揺の増加が進行しているかどうかで見分けます．

②歯肉炎の場合

歯肉炎がある歯に過度の外傷が加わった場合も健康な歯周組織と同様の所見がみられます．「歯肉炎に外傷が加わると歯周炎が発症する」というような説には科学的根拠はありません．臨床所見は歯肉の炎症以外は①と同様です．

③歯周炎の場合（図3）

加わる力が断続的で弱い場合には，必ずしも歯周炎の進行には影響しません．しかし，強い咬合力が頻繁に加わった場合で，さらに歯周炎が進行過程にある場合には，その進行を早めます．この場合，①のような機能的要求に対する適応は起こらず，動揺度の増加は進行しつづけます．すなわち「後外傷期」がなく「外傷期」が継続します．この場合の臨床所見は，進行性の歯の動揺とX線写真上での歯根膜腔の拡大および辺縁からの歯槽骨の吸収が複合した形になります（図4）．

7章 ● 歯周治療における咬合性外傷

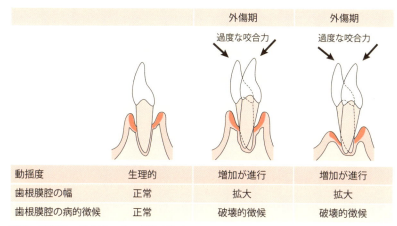

図3 進行性の歯周炎の歯に外傷が加わった場合

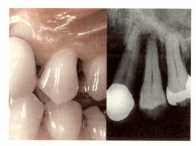

図4 歯周炎に外傷が加わっている場合の所見
└4に早期接触がみられ，歯に動揺も生じている．
X線写真上では歯槽骨辺縁の吸収と歯根膜腔の拡大が認められる

　治療方針は咬合調整と歯周炎の治療（非外科的または歯周外科治療）です．咬合調整をせずに歯周外科などの治療のみを行った場合は，術後のアタッチメントレベルの改善が咬合調整を行った場合より少なくなります．

④支持組織が少ないが健康な歯周組織（歯周治療後）の場合
　歯周炎の治療後に炎症が消失したものの残存している支持組織が少ない場合も，①の健康な歯周組織と同様に外傷期〜後外傷期という過程を

たどり，機能的な要求にも適応します．たとえば，歯周治療後にこのような歯をブリッジの支台として使えるかどうかは，プロビジョナルレストレーションを入れたのち2〜3カ月間で動揺度の増加がないことを確認してから決めることができます．つまり，プロビジョナルレストレーション全体の動揺度が進行していった場合には非適応，動揺が安定していた場合には適応となります．

5. 咬合調整で歯周炎は予防できないの？

咬合性外傷の症状のなかで特に特徴的なのは「動揺度の進行」です．これは時間を置いてみなければわからないことなので，診断には2回以上の来院が必要になります．また，今回述べてきた咬合性外傷の所見はおもに動物実験から得られた情報だということも追記しておきます（これは，咬合性外傷が特に歯周炎と絡んでいる場合に，どちらが先に生じているか，また，その経過などの情報を実際の患者さんから得ることは難しいからです）．しかし，数少ないクオリティの高い臨床研究を総合的に考察した結果においても，**「歯周治療における咬合治療の効果は不明」**と結論づけられています[4]．

つまり，**「プラークコントロールと力のコントロールが歯周治療の2大要素」というような考え方にはエビデンスがありません**．咬合調整は，先述した徴候がある場合に，あくまで咬合性外傷の治療として行うべきで，**咬合調整によって歯周炎が予防できるわけではない**ということに注意が必要です．

8章 ブラッシング

8章 ブラッシング

1. なぜブラッシング指導から始めないといけないの？

　大事なことなので何度も述べますが，歯周炎はプラークに起因する病気です．したがって，歯周炎の治療はプラークコントロールが主体となります．

　歯周治療のなかでもっとも重要なことは，患者さん自身によるブラッシングの水準をいかに高め，かつそれを維持するかです． そのためにはブラッシング指導は重要なステップです．患者さんに「歯周炎」という診断がついたら，まずはモチベーションとともにブラッシング指導を行います．次に，歯肉縁下のインスツルメンテーションが行われ，再評価で歯周組織の治癒状態が検査されます．その後，場合によっては歯周外科治療が行われ，歯肉の炎症症状，つまりBOPが消失すればメインテナンスに移行することになります．

　しかし，ここで疑問に思う方がいるかもしれません．最初から歯肉縁下のインスツルメンテーションや歯周外科治療を行えば，一発で歯肉縁下プラークが取れて歯周炎が治ってしまうのではないでしょうか？　なぜ，ブラッシング指導から歯周治療を始めなければいけないのでしょうか？

①最初から歯肉縁下インスツルメンテーションや歯周外科治療を行ったら？

　ご存じのとおり，ブラッシングだけでもある程度歯肉の炎症は改善されます（図1）．炎症の原因である歯肉縁上に付着している細菌性プラークが除去されることで，歯肉表面の炎症反応が消退するというわけです．しかし，歯ブラシの毛先が歯肉縁下に届く範囲はせいぜい3mmが限度なので，歯周ポケットが深い場合は歯肉縁下のインスツルメンテーションが必要です（図2）．

8章 ● ブラッシング

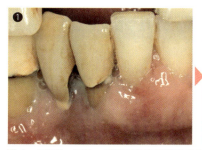 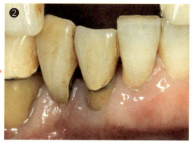

図1 59歳,男性.重度慢性歯周炎患者のブラッシング指導前後の比較
❶初診時,❷ブラッシング指導開始1カ月後.歯肉の炎症症状に改善がみられる

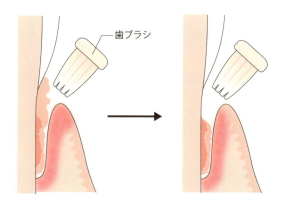

図2 歯周ポケットが深い場合には,ブラッシングのみを行っても歯肉縁下プラークを十分除去できない

　それでは,ブラッシング指導を十分に行わずに歯肉縁下のインスツルメンテーションだけを行ったらどうなるでしょう?
　その場合でも,歯周炎は一時的にはある程度改善するでしょう.しかし,患者さん自身による日々のブラッシングが十分に行われていた場合と比較すると,治療成績は悪くなります.
　また,歯周ポケット内のスピロヘータや運動性桿菌など歯周病に関連した細菌も一時的には減少しますが,数週間すると増加しはじめ,1〜2カ月でほぼ治療前と同数になります[1].すなわち,**ブラッシングが十**

分にできていない状態で歯肉縁下の治療を行っても治りが悪く，再発する可能性が高くなるということなのです（図3）．

それでは，歯周外科治療で一挙に歯周ポケットを除去してしまったらどうでしょう？　この場合も，プラークコントロールを主体としたメインテナンスが十分に行われないと，歯周外科治療後に歯周炎が再発・進行し，大変な思いをして受けた手術が台無しになってしまいます[2)]．このように**ブラッシングの水準は，歯周治療の成否を大きく左右する要因になります**（図4）．

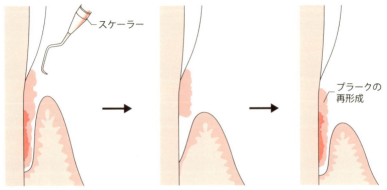

図3　歯肉縁下のインスツルメンテーションだけを行っても，ブラッシングが不十分な場合，プラークが再形成され，十分な治癒が起こらない

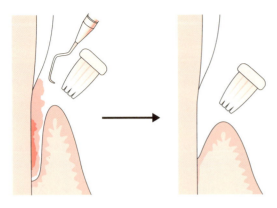

図4　歯肉縁下のプラークを除去した後も十分な水準のブラッシングを続けることで，歯周組織の健康状態が維持される

2. ブラッシング指導は繰り返し行おう！

　ブラッシング指導は繰り返し続けることが<u>重要</u>です．ブラッシング指導では技術的なことを指導するのみならず，患者さんのモチベーションを維持するねらいもあります．**一度ブラッシングの技術を習得した患者さんでも，しばらくブラッシング指導を行わないとモチベーションが下がり，十分に磨かなくなってしまいます．**一般的に基準とされるプラークスコア20％以下の状態が達成され，歯肉縁下の治療を始めることになっても，ブラッシング指導を終えてはいけません．**患者さんにはつねにブラッシングの重要性を意識してもらうことが大切**です．

　動的治療がひととおり終了した後にメインテナンスを継続して行う第一の目的は，ブラッシングの状態を維持させることにあります．前述のとおり，いったん状態がよくなってもメインテナンスを継続せず中断してしまったら，やがて歯周炎が再発し進行してしまうため（図5），歯周炎の治療のみならず，治癒後の歯周組織の健康状態を維持するためにもブラッシングは必須なのです．

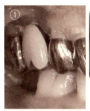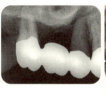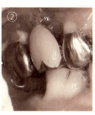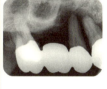

図5　52歳，男性．重度慢性歯周炎患者
①ブラッシング指導を行うも十分なブラッシング水準を維持できないまま，治療を中断
②2年後に再来院したときには，口腔衛生状態の悪化に伴い急速な歯周炎の進行がみられた

3. ブラッシング指導はどのように行うべき？

①歯ブラシ

まず使用する歯ブラシの種類ですが，**誰が使っても明らかに効果の高い歯ブラシというものは存在しません**．電動歯ブラシについても，手用のものと比べて特別に効果が高いとはいえません．使っているものが，形や毛先の硬さを含めて患者さん個人に合っているものなのかを観察しながらブラッシング指導を進めていくというのが実際のところです．

②ブラッシング方法

次にブラッシング方法です．図6は各ブラッシング法の効果を示す研究結果です．たとえば矯正装置を装着している場合など，限られた状況下ではブラッシング法の違いによって効果が変わることがあるようですが，"特別に効果の高い方法"というものはありません．しかし，**患者さん自身による自己流の方法よりは，歯ブラシが清掃したい部分にしっかりと当たる正式な方法のほうが，効果が高いとはいえそうです**．

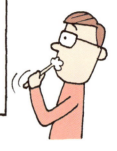

- 【対象：学生】バス法とローリング法では，歯肉に隣接した部位の清掃効果はバス法が高かったが，それ以外に差異はなかった（GibsonとWade，1977）
- 【対象：成人】ローリング法，バス法，描円法，スクラブ法の効果に差異がなかった．いずれの方法も歯間部の清掃には不十分であった（Bergenholtzら，1984）
- 【対象：学生】バス改良法（バス法＋ローリング法）は，習慣的に行われていたブラッシング法よりもプラーク除去効果が高かった（Poyato-Ferrera，2003）
- 【対象：矯正装置を装着している患者さん】バス法が，スクラブ法およびスティルマン改良法よりもプラーク除去効果が高かった（Nassar，2013）
- 【対象：視覚障害のある学生】バス法とスクラブ法の効果に差異がなかった（Smutkeereeら，2011）

図6 異なるブラッシング法による効果の違い

> **Clinical Advice**
>
> 　ブラッシングは歯周炎の治療のために必須です．しかし，一度ブラッシング状況がよくなっても，しばらくすると悪くなってしまうことはめずらしくありません．そんなとき，多くの患者さんは，「朝忙しくて磨けませんでした」のように言い訳をします．その時点で患者さんはプラークが"細菌の塊"ではなく，"食物残渣"であると認識してしまっているわけです．
>
> 　プラークが付着しているということは，少なくとも数日以上はその部位が磨けていなかったことを意味します．また，プラークスコアはよくても，歯肉に炎症がみられる場合があります．プラークスコアは1回きっちり磨けばよくなります．しかし，歯肉の炎症は数週間磨けていない場合に生じます．したがって，プラークスコアがよくても歯肉に炎症があるという状態は，おそらく患者さんが普段あまりきっちりブラッシングをせず，診療の直前だけ磨いてきていることを反映します．歯周組織の健康の維持のためにブラッシングを行うのでなく，「磨けていないと担当医や担当歯科衛生士に指摘されるから」という理由で，見かけだけでもよくしようとしているのかもしれません．この状態を改善するためにも，ブラッシング指導やモチベーションを繰り返し続けるべきであるといえるでしょう．

③動機づけ

　そして，なんといっても重要なのは「動機づけ（モチベーション）」です．十分な説明もせずに単に歯磨きの方法だけを教えても，患者さんには響きません．まずは，**患者さん自身の歯周病の状況を説明し，「このままだとどうなるのか」「治療はどうするのか」「治すためには，いかに患者さんの協力が重要なのか」**などについて患者さんの理解を得る必要があります．

　動機づけにはいろいろな方法がありますが（図7），研究においては，これも特別効果の高い方法は見出されませんでした．それどころか，口腔衛生指導を行わない対照群と比較しても効果が変わらないという結果すら報告されています．これは，結局「ホーソン効果」によるものと考えられます．すなわち，患者さんが研究に参加していることで「何かに注目されている」効果が出てしまい，対照群でも口腔衛生状態が向上したのではないかということです．

　近年は，「動機づけ面接（Motivational Interviewing：MI）」を応用し

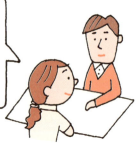

- マンツーマンでの指導
- 集団指導
- 教則用ビデオ
- パンフレット
- 位相差顕微鏡
- 上記の併用
- 動機づけ面接(MI)の応用

図7 口腔衛生指導(動機づけ)の方法

た指導が注目を浴びています[3].これは簡単に書くと,対象者を内発的な行動変容に導くための,アンビバレンス(両面性)を解決するカウンセリング法です.しかし,動機づけ面接に関しても確実に効果が得られるかは術者のスキルと患者さんしだいで,研究の結果には一貫性がありません.まだ動機づけ面接の研究が始まって日が浅く,どのような特徴の患者さんに有効なのかもわかっていませんが,効果的な場合があるようなので,興味のある方は書籍やセミナーなどを参考にするとよいでしょう.

　結局のところ,ブラッシング指導においては,事務的にやり方だけを指導するのではなく,何度もブラッシング指導を繰り返していくなかで,苦手な部分のブラッシングを強化したり,逆に磨きすぎて歯肉に傷がつきやすいところなどに注意を払ったり,患者さんのモチベーションが維持されるよう配慮もしながら,**日数をかけて理想的な口腔状況に近づけていく,**という考え方をもつべきです.

4. 歯肉マッサージの効果はある？

よく「ブラッシング時に歯肉をマッサージするとよい」という話を聞くと思います．しかし，この話，欧米の専門家はとても奇妙なことに感じるようです．そもそも「マッサージ（massage）」という言葉は「筋肉（マッスル：muscle）」からできた言葉で，筋肉に対して行うべきものです．**歯肉の本体は筋肉ではなく結合組織なので，本当はこの部分にマッサージをするという表現自体がナンセンス**なのです．ただ，適度な刺激を加えることで血流をよくする，という効果は期待できるようにも思えます．しかし，それはどの程度証明されているのでしょうか．

これに関してBonfilら[4]が検証しています（図8）．要約すると，まず，健康な歯科大生10名に21日間口腔清掃を中断させ，歯肉炎を発症させました．その後，上顎の左側（刺激側）に対して0.05％クロルヘキシジン水溶液を用いたローリング法によるブラッシングと，デンタルフロスおよびトゥースピックによる歯間部の清掃で歯肉への機械的刺激付与を1日2回行いました．上顎右側（非刺激側）には，スケーラーによるプラ

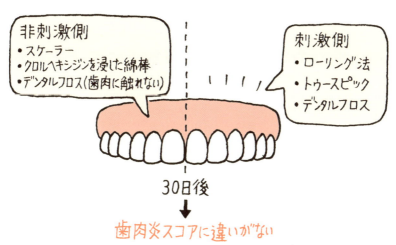

図8　歯肉への刺激の有無による歯肉炎改善の違い[4]

ークの除去，0.05％クロルヘキシジンを浸した綿棒による歯面および歯肉の清掃と，デンタルフロスによる歯間乳頭を拭わない程度の歯間部清掃が1日2回行われ，30日間継続されました．その結果，歯肉炎スコアの改善程度は刺激側と非刺激側で差異がありませんでした．

この論文の著者らは**歯肉の刺激そのものの臨床的有益性はない**と結論づけました．そのほかの研究でも歯肉の血流の循環に多少の改善などはみられるものの，臨床的に意義のあるような所見はほとんど得られていません．したがって，「歯肉マッサージ」そのものの効果は臨床的にはほとんど期待できないと考えられます．

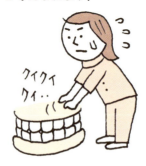

5．歯磨剤は勧めるべき？

現在，市場にはさまざまな用途に対応した多種類の歯磨剤が出回っています．歯周病学的には，どのようなものを患者さんに勧めたらよいのでしょうか．または，歯磨剤自体を使わないでブラッシングを行うことを奨励する考えもあるようです．

まず，残念なことに日本国内に出回っている歯磨剤の効果については，それを検証した学術論文がほとんどありません．したがって，欧米の研究データを参考にするしかないのですが，国内の製品とは配合物が似てはいても，完全に一致するわけではないことに注意しておくべきです．

歯磨剤の効果に関するシステマティックレビューが公表されていますが，**歯磨剤を使っても，使わない場合と比べてプラーク除去効果に違い**

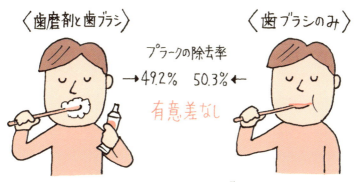

図9 歯磨剤の有無によるプラーク除去率の違い[5]

がないと結論づけられています[5]（図9）．また，なんらかの薬効成分が配合された歯磨剤が比較的短期の観察で効果が得られたことを示唆する報告はありますが，長期研究で効果が得られたとされるのは，歯周病患者のメインテナンスにおけるトリクロサンコポリマー配合歯磨剤の使用でアタッチメントロスが抑制されるという報告[6]のみです．しかし，それを支持しない研究[7]もあり，その効果を否定しました．そして，現在ではトリクロサンコポリマーの使用はあまり推奨されなくなっています．そのほかにも特定の薬効成分が歯周病の改善に長期的に役立つという報告はほとんどなく，したがって，**プラークコントロールの向上という意味では歯磨剤そのものの臨床的効果はあまりない**といえます．

筆者が歯磨剤を患者さんに勧めるとしたらフッ化物配合のものです．それも日本で認められている範囲内でできるだけ高濃度のものです．その理由は，フッ化物が，歯周炎や歯周治療によって露出した根面の齲蝕の予防効果が期待できるためです（現在は1,500 ppmまでの濃度が許可されていますが，本当はリスクの高い患者さんの根面齲蝕の予防に対しては，もっと高濃度のものが望ましいと筆者は考えています）．こちらのほうが，ほかの抗菌効果や抗炎症効果があるとされるような薬効成分よりも臨床的な意義が高いと考えています．

6. 補助的清掃器具はどう選択する？

　理想的には歯ブラシだけで磨ききることができればシンプルでよいのですが，隣接面などは磨ききれないことがしばしばです．そんなときに有効なのは補助的清掃器具です．歯間ブラシ，デンタルフロス，シングルタフトブラシなどがありますが，重度な歯周炎の患者さんで歯間空隙が空いているような場合には，歯間ブラシがもっとも有効でスタンダードな方法といえます．歯間ブラシにもいろいろな種類のものがあり，形状による効果の違いを検証した研究は限られているものの，いまのところは，ブラシが円柱型のほうが円錐型より[8]，くびれ型のほうが円柱型より[9]，また把持部がストレート型のほうが角度つきより効果が高い[10]という結果が報告されています（図10）．しかし，これらの研究ではそれぞれの歯間ブラシが使えることを前提として研究が行われており，使いやすさやアクセスのしやすさ等は考慮されていません．結局のところ，**把持部がストレートなタイプのものの使用を基本としつつ，指導を続けながら必要な場合は変更したり追加したりしていくことが現実的**と考えられます．

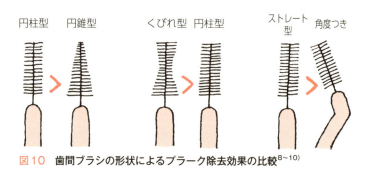

図10　歯間ブラシの形状によるプラーク除去効果の比較[8〜10]

9章 SRP

9章 SRP

I. 細菌由来の内毒素はセメント質の表層に限局している？

　歯周治療において，歯肉縁下の沈着物を除去する治療，いわゆる「スケーリング・ルートプレーニング（SRP）」は欠かせません．**「スケーリング」**はいうまでもなく，**歯面に付着した歯石やプラークを除去することを目的とした手技**です．そして，**「ルートプレーニング」**は**「汚染されたセメント質を除去し根面を滑沢にする」**ことを目的としています．「セメント質の汚染」とは，おもに歯周病に関係すると考えられている細菌の多くが属するグラム陰性菌の細胞壁外膜にある，リポ多糖の成分である「内毒素」の浸透を指し，従来は汚染されたセメント質を「徹底的に」除去することが推奨されていました．

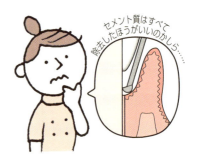

　これを裏づける代表的な研究論文としてAleoらのものがあります[1]（図1-①）．この研究では，歯周炎により歯槽骨の30％以上を失った歯を抜去し，キュレット，ダイヤモンドバーおよびボーンファイルを使って根面からセメント質を除去したところ，そこから内毒素が抽出されました．このことからは，セメント質には内毒素が含まれるので，除去したほうがいいように考えられます．しかし，この研究ではキュレットやボーンファイルで除去したセメント質の削片から内毒素を抽出しており，はたして内毒素がセメント質の中に入り込んでいるのか，はたまた表層に限局して存在しているのか判然としませんでした．

　これに対して，Nakibら[2]は，歯周炎に罹患した歯周組織に面した根

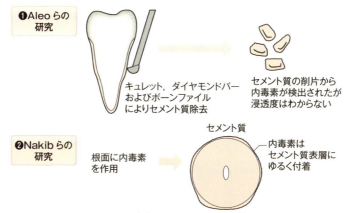

図1 AleoらとNakibらの研究[1,2)]
Nakibらの研究によって，細菌由来の内毒素はセメント質の深部に浸透していない可能性が高いことが示唆された

面に大腸菌由来の内毒素を作用させ，その浸透程度を蛍光顕微鏡により観察しました．その結果，**内毒素は，歯根表面に付着していましたが，セメント質の内部までには浸透していないことが観察されました**（図1-②）．また，内毒素の根面への付着力はとても弱いものであったことも観察しました．

同様にMooreら[3)]も，**歯周炎に罹患した抜去歯を水洗し，回転式ブラシによりブラッシングしただけで，根面に付着した内毒素の99％が除去されたこと**を報告しました．

したがって，**細菌由来の内毒素はセメント質の表層に限局して存在し，深部までには浸透していない可能性が高く**，臨床における「ルートプレーニングによるセメント質の徹底的な除去」の必要性に疑問を投げかけることになったわけです．

2. セメント質の完全な除去は必ずしも必要ない？

前述の研究はあくまで実験室内での(「in vitro」の)研究です．実際にはセメント質除去の要・不要は臨床研究で証明されなければいけません．Nymanら[4]は，11名の中等度の歯周炎をもつ患者さんに対して，フラップ手術を行い，1/4顎の前歯から小臼歯に対しては手用スケーラーおよびダイヤモンドストーンによりSRPを徹底的に行い，セメント質を完全に除去しました．反対側1/4顎に対しては，セメント質を除去しないように歯石を注意深く除去し，ラバーカップによりポリッシングを行いました(図2)．その後，3カ月に1度メインテナンスをし，24カ月後に再検査を行った結果，セメント質の除去を行った場合でも行わなかった場合でも同様に臨床的改善がみられました．

Mombelliら[5]の研究においても，骨外科と根尖側移動フラップ手術に伴い，セメント質の除去を行った場合と行わなかった場合で，両方のグループで臨床的，細菌学的改善がみられました．

これらの研究から，**ルートプレーニングによりセメント質を完全に除去しなくても，根面に付着した細菌性プラークを除去することで歯周組織の治癒が得られる**ことが証明されました．

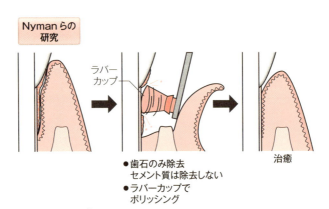

図2　Nymanらの研究[4]
セメント質を除去した場合も，しなかった場合も臨床的効果に差がなかった

3. SRPはどこまで行うべき？〜臨床での勘所

　これまで紹介してきた研究により，セメント質を完全に除去しなくても，原因であるプラークなどの沈着物を除去すれば，歯周炎は治癒しうるといえます（図3）．ただし，これらの研究では，フラップを開けた状態で処置が行われたので，根面からプラークが除去できたことが視覚的に確認できたわけです．歯科衛生士が担当する歯周基本治療においては，視覚的に沈着物が除去されたかどうかを確認することができません．

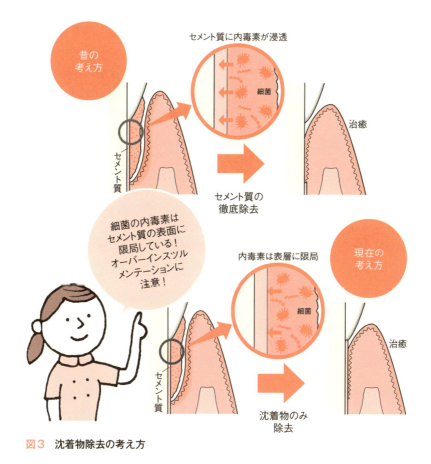

図3　沈着物除去の考え方

従来のようにセメント質の完全な除去を目指すのであれば，「根面が滑沢化し，インスツルメンテーションをしたときに金属音がするまで」という基準がありました．しかし，セメント質を除去しない場合は何を基準にすればよいでしょうか？

　たとえば，プローブなどで歯石などの根面の沈着物を探るという方法もある程度は有効です．しかし，この方法は完全ではなく，プローブ先端の直径よりも歯石が小さければ探知できません．マイクロスコープなどによる確認も，根分岐部のように複雑な形態では有効性が確認されていません．結局のところ，**ある程度インスツルメンテーションを行ったら，上述の方法で確認しつつ，最終的には再評価の時点で治癒したかどうかを判断することが現実的**です．

　また，超音波スケーラーの応用も有効です（図4）．以前より歯肉縁下に到達できるようなデザインのチップが多くなっており，手用スケーラーと比較するとルートプレーニングには不利ですが，逆にいうと歯質の削除量を少なくできます．さらに術後の知覚過敏などの不快症状も少なく，治療時間の短縮も期待できます．また，**手用スケーラーと比較して，治療効果に違いがないことも証明されています**．

　もちろん，「手用スケーラーを使ってはいけない」という意味ではなく，あくまで，最初のアプローチとして超音波スケーラーを使い，手用スケーラーとうまく使い分けることは有効だということです．ぜひトライしてみてください！

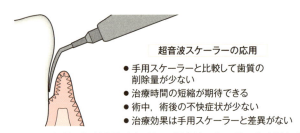

図4　無駄なセメント質の切削を防ぐために，超音波スケーラーを応用しよう！

超音波スケーラーの応用
- 手用スケーラーと比較して歯質の削除量が少ない
- 治療時間の短縮が期待できる
- 術中，術後の不快症状が少ない
- 治療効果は手用スケーラーと差異がない

10章 根分岐部病変

10章 根分岐部病変

1. 根分岐部病変が治癒しにくい理由は？

　前歯など単根歯の場合，プラークや歯石は歯の周囲にのみ付着するため，ブラッシングやスケーリングは歯の周囲に対して行えば十分です．しかし，大臼歯などでは歯根が複数あり，ある程度歯周炎が進行したら，骨吸収が根分岐部まで及ぶ場合があります．そのような状態では，歯根の内側にプラークや歯石が付着していることになります（図1）．したがって，患者さん自身によるブラッシングにせよ，術者による治療にせよ，歯の表面だけでなく歯根と歯根の間に対しても行わなければならないわけです．**歯の表面と比較して器具が到達しにくい**ことは当然想像できるでしょう．

　加えて，**ただでさえ清掃がしにくいこれらの歯根の内側には，高い確率で陥凹が存在します**．この解剖学的形態がさらに治療を困難にしているわけです．結果，ブラッシングが不十分になったり，歯肉縁下プラークや歯石の取り残しも多くなるので，根分岐部病変が存在する歯は治癒がしにくいというわけです．

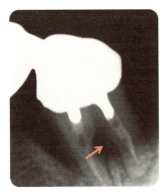

図1 歯根の内側に付着したプラークに起因する根分岐部病変

2. 根分岐部の解剖学的形態は？

　根分岐部病変の治療には解剖学的形態が大きく影響するため，大臼歯の解剖学的形態を知ることは重要です．

　そもそも根分岐部病変とはなんでしょう．単根歯の歯周炎の場合は基本的に歯の周囲の沈着物が原因であり，それらを除去することが治療となります．しかし，複根歯の場合は，歯周炎が根分岐部を越えて進行すると，歯根と歯根の間の歯面に沈着したプラークを除去しなければなりません．これが診断や治療を行ううえで，とても厄介な問題を引き起こします．

　こうした厄介な特徴をもつ根分岐部病変に対応するために知っておくべきポイントを下記にまとめます．

①歯根の太さと形態

　上顎大臼歯では，口蓋根がもっとも太く長いと考える方が多いのではないでしょうか？　しかし，これはX線写真上で口蓋根が拡大されて写ることからくる臨床的印象で，実際には**上顎の近心頬側根と口蓋根は長さも太さも同程度ですが，近心頬側根は口蓋根と比較して頬舌的に長い形態**になっています（図2）．このことは，上顎大臼歯の近心部の根分岐部は臨床的には口蓋側から探知できることを意味します．これは歯周病検査においても，歯周治療においても必要な知識です．下顎大臼歯の場合には，近心根と比べて遠心根は細く小さくなっています（図3）．

②歯根面の陥凹

　上顎大臼歯の近心頬側根の内面には90％以上の頻度で陥凹があるといわれています．また，下顎大臼歯では近心根でも遠心根でも，その内面にはほぼ100％陥凹がみられます．治療をする際はこのことに注意する必要があります．

③ルートトランク

　ルートトランクとは，複根歯において，セメント—エナメル境（CEJ）から根分岐部までの距離を示す解剖学的用語です．たとえば，ルートト

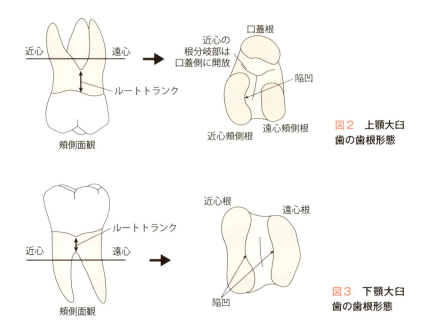

図2 上顎大臼歯の歯根形態

図3 下顎大臼歯の歯根形態

ランクが3mmだとすると単純計算して4mmアタッチメントロスが起こった場合に根分岐部病変になります．しかし，ルートトランクが5mmあった場合にはそうはなりません．したがって，**ルートトランクが長いほうが根分岐部病変になりにくい**といえます（図4）．

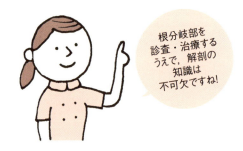

根分岐部を診査・治療するうえで，解剖の知識は不可欠ですね！

10章 ● 根分岐部病変

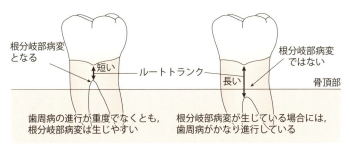

図4 同じ骨吸収量でもルートトランクが短いと根分岐部病変になりやすい

　しかし，逆に考えると，ルートトランクが5mmありながら根分岐部病変になった場合は，かなり骨吸収が進んでいることを示します．したがって，**ルートトランクが長いにもかかわらず根分岐部病変が認められた場合には，短い場合よりも歯周炎が重度に進行している**といえます．また，ルートトランクが短いほうが治療しやすいことが多いと考えられます．

　ルートトランクは，傾向として，第一大臼歯でもっとも短く，ついで第二大臼歯，第三大臼歯と続きます．また，上顎大臼歯では，近心のルートトランクが一番短く，次が頬側で，一番長いのが遠心です．下顎大臼歯では，舌側のほうが頬側よりもルートトランクが長いことが多いです．

　たとえば，第一大臼歯と第二大臼歯では，第一大臼歯のほうが根分岐部病変になりやすいですが，同程度の根分岐部病変が認められた場合，第二大臼歯のほうが重度であるといえるでしょう．また，上顎大臼歯の近心部は遠心部と比較して根分岐部病変になりやすいですが，遠心部に根分岐部病変が存在した場合は，近心部の根分岐部病変よりも歯周炎が重度であるといえます．

3. 根分岐部病変治療の予後は？

かつては根分岐部病変の治療として，歯根分割や歯根分割抜去などの切除療法がおもに行われてきました．これらの方法により歯周ポケットの除去が可能となり，歯周治療という見地からいえば，ある意味確実な方法といえるわけです．たしかに，メインテナンスも楽になりますし，患者さん自身によるプラークコントロールもしやすくなります．

しかし，これらの切除療法を行うためには，生活歯ならば抜髄をしなければなりません．さらに，歯冠部の形態を修復するため，補綴処置が必要になる場合がほとんどです．したがって，歯質の削除量が多くなります．このことは，歯周組織が健康になったとしても，歯そのものは咬合力等に対して脆弱になることを意味します（図5-①）．

実際に根分岐部病変に対して，歯根切除を行った後の長期予後を追跡

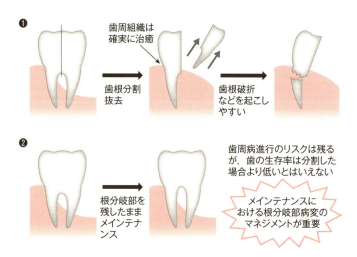

図5 根分岐部における歯科衛生士の役割
近年，根分岐部病変の治療としての歯根切除療法の予後が必ずしもよくないことがわかっており，根分岐部が残存したままメインテナンスを継続する場合が増えてきている．したがって，メインテナンスを担当する歯科衛生士は，以前にも増して根分岐部病変を熟知することが必要となっている

10章 ● 根分岐部病変

した研究では，術後，7％から60％の歯が抜去されたことが報告されています．そして，歯の喪失の原因の多くは歯根破折や歯内病変です．他方，根分岐部病変が残存しても，そのままの状態でメインテナンスを続けた場合でも，10年を超える観察期間の研究で歯の喪失率は30％程度との報告があります．

したがって，**現在では切除療法は根分岐部病変の治療の第一選択とはいえず，根分岐部病変が残った状態でメインテナンスを続けていくケースが多くなっています**（図5-②, 6）．そのマネジメントのため，大臼歯の解剖学的特徴を把握する必要性が，以前にも増しているといえます．

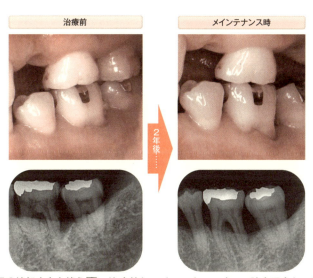

図6 根分岐部病変を伴う⌐6の治療前とメインテナンス時の口腔内写真とX線写真
頰側根分岐部病変（1度）が残っているが，当該部位のプラークコントロールに留意してメインテナンスを継続している

11章 治癒

11章　治癒

1. なぜ非外科的歯周治療だけでも歯周ポケットが浅くなるの？

　歯周炎に罹患すると，歯肉の炎症とアタッチメントロスが生じ，結果的に「歯周ポケット」が形成されます．

　歯周ポケットの改善のためには，まずは，動機づけ，ブラッシング指導で歯肉縁上のプラークコントロールができるようになってから，歯肉縁下のインスツルメンテーションを行います．歯周外科治療を行わなくても歯周ポケットが改善し，BOPが消失することも多く，そのままメインテナンスに移行し，歯周炎の進行を防ぐことも可能です．

　しかし，歯周外科治療で骨欠損を除去したり，歯周組織再生療法により歯周組織が歯冠側にゲインしていけば歯周ポケットが改善することはなんとなくイメージできますが，なぜ非外科的な歯周治療だけでも歯周ポケットが改善するのでしょうか？

　まず，ブラッシングなどの歯肉縁上のプラークコントロールにより，歯肉辺縁部の組織の炎症が消失すれば，その部分の浮腫がなくなったぶん歯肉が退縮し，プロービングポケットデプス（PPD）はある程度改善します．しかし，歯周ポケットが深い場合，根面の汚れはポケット底部に近い部分に付着しているので，ブラッシングだけでは取れません（図1）．そのような部位に対しては，歯肉縁下のインスツルメンテーションが必要になります．

　歯肉縁上，縁下のプラークが除去されると，自然に炎症は消退していきますが，その過程では，浮腫がさらに改善し，歯肉が収縮してきます．よく「歯ぐきが引きしまる」と表現されますが，臨床的には辺縁歯肉の「退縮」が起こります．退縮したぶんのPPDが減少することは想像がつきやすいと思いますが，それに加えて，ポケット底部の炎症が消失するため，歯肉のプロービングに対する抵抗力が増します．つまり，歯

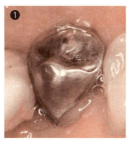 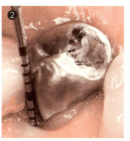

図1 根面に付着したプラーク
見かけ上の歯肉の炎症症状は顕著ではないが(❶)、プローブを挿入すると6mmの深さまで到達した(❷)．深い部分の根面に付着したプラークはブラッシングだけでは取れない

肉結合組織のコラーゲン線維が回復するため、ポケット底部の炎症により接合上皮の最根尖部より深い部分にまで到達していたプローブの先端が最根尖部に届かなくなり、プローブが到達する部分も浅くなるわけです．この浅くなったぶんを「臨床的アタッチメントゲイン」*といい、これによってもPPDは減少します．

　まとめると、PPDは、**歯肉退縮と臨床的アタッチメントゲインの両方が起こることによって改善、減少する**ということになります（図2）．このなかで、歯肉退縮量は臨床的アタッチメントゲインの量よりも多いことが一般的です．たとえば、PPDが7mmあった部位を治療し、歯肉退縮が2mm、臨床的アタッチメントゲインが1mm起これば PPDは3mm少なくなり、結果4mmになります．しかし、骨縁下ポケットのように、骨が添加することにより治癒が起こる場合は例外で、歯肉退縮量は比較的少なく、臨床的アタッチメントゲインの量が多くなります（図3）．

＊：この臨床的アタッチメントゲインは、再生療法で歯根膜やセメント質などが新生されることによる組織学的なアタッチメントゲインとは区別しています．

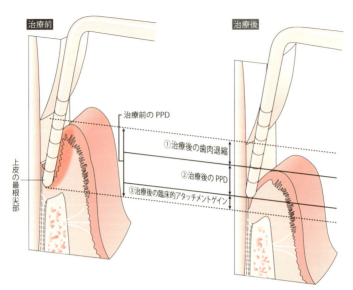

図2　歯周炎の治療前と治療後の歯周組織の比較
治療前のPPD＝①＋②＋③
①治療後の歯肉退縮，②治療後のPPD，③治療後の臨床的アタッチメントゲイン

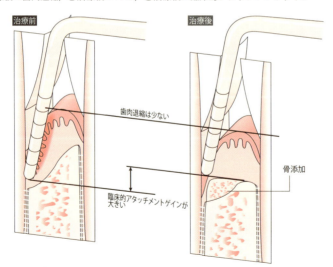

図3　骨縁下ポケットの場合の治癒
骨添加が起こることによりPPDが減少することが多い．その際は水平性骨吸収の場合よりも歯肉退縮は少なく，臨床的アタッチメントゲインが大きくなる

Clinical Advice

　本文で説明したとおり，歯周治療による歯周ポケットの改善に伴い，多くの場合，歯肉退縮が起こります（図a）．これは治療結果としては「よい」ことであり，患者さんの多くは，歯肉出血，腫脹，歯の動揺，口臭などの症状の改善を自覚するでしょう．しかし，人によっては歯肉退縮が起こったことを不満に思うかもしれません．さらに，治療後に知覚過敏が生じた場合などは「歯ぐきが下がったうえに痛くなった．治療のせいで悪くされたのではないか」と不信感すら抱くかもしれません．

　そこで，**治療の実施にあたり，患者さんには前もって，治療後にどのような変化が起こりうるのか，それがよい徴候なのか，悪い徴候なのか，どのような偶発症が生じうるのか，そしてそれはなぜ起こるのかを十分に説明して，納得してもらう必要があります．**

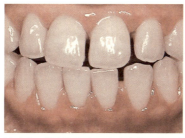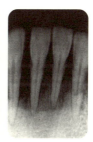

治療前．著明な歯肉の炎症症状と骨吸収が認められた．PPDは最深部では9mm認められる

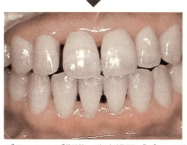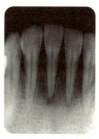

ブラッシング指導，歯肉縁下デブライドメントを行った結果，炎症の改善がみられ，PPDは3mmまで改善した．臨床的には歯肉の退縮が認められるが，これは歯周ポケットが減少したことを示す徴候である

図a　歯周治療による歯周ポケットの改善（下顎前歯部）

具体的には「治療をすると腫れが引くので，歯ぐきは下がります．そうするとすこし見た目が気になるかもしれませんし，多少歯に食べ物が詰まりやすくなるかもしれません．しかし，それは症状が改善したということなので，よい傾向です．また，歯についている歯石などの汚れを取る治療では，歯石を取るときにどうしても歯の表面がすこし削れてしまいます．それが刺激になって一時的に冷たい物がしみるようになることがありますが，多くの場合は自然に治ってきます」などと説明するとよいでしょう．

2．非外科的歯周治療後の治癒に差が出る要因は？

歯周治療を行っていると，治療後の歯肉の反応がとてもよいケースがある一方，同じように治療をしても治りがよくないケースも経験します．1つは，もちろん術者の技術的な問題があり，歯肉縁下の沈着物の除去が十分にされなければ炎症も残ります．しかし，きっちりと処置をしたつもりなのに，思ったような結果が得られないことがあるのはなぜなのでしょう．

たとえば，Tomasiら[1]による研究では，患者単位では喫煙者，一歯単位で複根歯，歯面単位でプラークの付着が，非外科的歯周治療の結果に有意に悪影響を及ぼすことが報告されています（図4，5）．そして，それらの要因が重なると治りがさらに悪くなります．

3章でも書いたとおり喫煙や糖尿病などのリスクファクターの存在が治癒を悪くすることがあります．また，複根歯，特に大臼歯の根分岐部やグルーブ（根面溝）が存在する場合のように，解剖学的に問題があるような場合も治療を低下させます．そして，なんといっても患者さん自身によるプラークコントロールは治療の結果を大きく左右します．

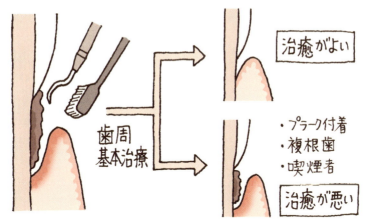

図4 非外科的歯周治療に悪影響を及ぼす要因

「浮腫性の歯肉」と「線維性の歯肉」

　よく教科書等に「浮腫性の歯肉」と「線維性の歯肉」で治療の適応症や治癒が異なるということが記述されています．しかし，筆者が知る限り，このことにははっきりとした根拠はないように思われます．
　たとえば，喫煙者では線維性に歯肉が肥厚します．また，薬物による歯肉増殖の場合にも，線維性の腫脹がみられることが知られています．おそらく「線維性の歯肉腫脹は治癒が悪い」というのは，このあたりの臨床経験からきているのではないでしょうか．筆者の考えでは，歯肉が厚い場合には線維性に，薄い場合に浮腫性に腫脹するに過ぎず，これらの間に治療方針の違いはないと考えています．
　そもそも，極端なケースはともかく，線維性の腫脹がみられるなかにも浮腫性の腫脹が混在していたり，はっきりと区別がつかない場合も多々あります．ただし，理論的に考えると歯肉が薄い場合の炎症のほうが治癒に伴う歯肉退縮はいくぶん多くなるとは考えられます．しかし，いずれの場合でもプラークコントロールを主体とした原因除去治療に努めるという治療方針に違いはありません．

図5 「浮腫性の歯肉」と「線維性の歯肉」

3. 骨欠損の状態によって治りやすさに違いはある？

まず骨欠損の形には，5章で述べたとおり，大きく分けて水平型とくさび状(垂直型)があります．それぞれが生ずるメカニズムについてはほかで書きつくしているのでここではその詳細は書きませんが，**いずれの場合も基本的にはプラークが原因であり，治療方針も変わりません．**くさび状骨欠損の場合は骨添加を伴って治癒するので，水平型の場合よりも治癒に伴う歯肉退縮が比較的少ないことも前述しています．ここではもっと掘り下げて，「くさび状骨欠損」について考えていきたいと思います．

この「くさび状」という形はあくまでデンタルX線写真上での形態であり，いわば二次元の場合の呼称です．実際には同じくさび状骨欠損でも1壁性，2壁性，3壁性に大きく分類されます(教科書等には4壁性という分類が掲載されている場合がありますが，まれにしか生じない状態なのであまり研究では取り上げられません)．これらは要するに骨壁の数によって分類されているわけですが，実際，ほとんどの場合はこれらの「混合型」となります．つまり，骨欠損の根尖側に近い部分は3壁性，歯冠側は1壁性，その中間は2壁性という具合です．

動物実験により1壁性，2壁性，3壁性を意図的にきれいに形成した後にフラップ手術を行った治癒をみると，**3壁性がもっとも成績がよく，ついで2壁性がよく，もっとも悪いのが1壁性**という結果が出ました[2] (図6)．前述のとおり，実際には混合型の場合がほとんどなので，おもな成分がどれかによって治癒が異なるかもしれません．また，これらの分類のほかに，**欠損の角度によっても治療結果が異なるという研究結果が報告されています．**たとえば，SteffensenとWebert[3]は，骨欠損の角度が45°以下の場合にそれより広い場合よりも骨添加が多くみられたことを報告しています(図7)．

以上の研究結果はあくまで歯周外科治療を行った場合のものです．非外科的歯周治療の結果に欠損の状態がどれだけ関与するかについては，

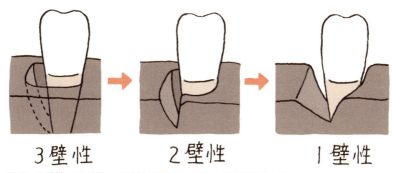

図6 3壁性→2壁性→1壁性の順番で治癒の成績が悪くなる

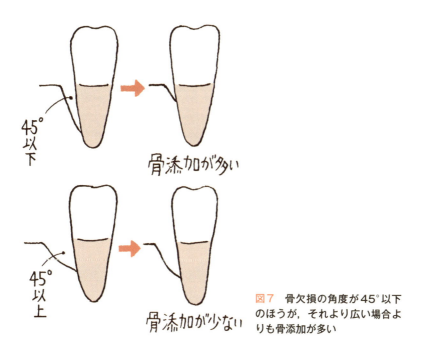

図7 骨欠損の角度が45°以下のほうが，それより広い場合よりも骨添加が多い

Nibaliら[4]は**治療前の欠損の深さ，角度，喫煙，抗菌薬の投与が関係する**と報告しています（抗菌薬の投与に関しては，筆者は少なくとも歯周治療の第一選択としては推奨しません）．

しかし，歯周基本治療にあたって，これらをどうとらえればよいでしょう．欠損の深さや角度はともかく，骨壁の数をどうやって識別できるでしょう．デンタルX線写真で，骨壁の存在がわかる場合もありますが，実際にはフラップを開けて見るとX線写真上での印象とはまったく形態が異なっていた，ということも多々あります．また，ポケットがどこまで広がっているかでおおよそ検討をつけられる場合もあるかもしれませんが，これも確実ではありません．ガッタパーチャポイントやプローブを挿入した状態でのX線撮影も有効ですが，骨壁の位置や数といった正確な把握は困難と思われます．

　これを知る方法は，3つあります．1つはCTスキャンで3次元的に観察することです．もう1つは「ボーンサウンディング」という手法で麻酔をしてプローブを骨に当たるまで挿入して，形を確認する方法です．最後の1つはフラップを開けてしまうことです．しかし，**歯周基本治療の前段階でこれらをわざわざ行ってまで，骨壁を確認する必要があるでしょうか？**　骨欠損形態による治癒の違いという知識はもっているべきですが，**どのような骨形態であっても歯周基本治療で行うことは同じです．**そして**再評価の基準も同じで，簡単にいえばいかなる骨欠損形態であったとしてもプロービング時の出血がなくなればそれで十分です．**これらを確認する必要があるとすれば，歯周基本治療で十分に治らなかった場合に，歯周外科治療を行う際の術式の選択のためということになるでしょう．

4．長い上皮性付着はどう変化する？

　いわゆる「長い上皮性付着」は，くさび状骨欠損があった場合の治療後の骨添加に伴い，骨と歯根面との間に形成されるもので，1つの治癒形態です（図8）．たとえば，ラットのような小動物では，長い上皮が結合組織に置換していくような現象も起こるようです．しかし，ヒトではそのようなことは確認されていません．それをするには，たとえば，術

II章　治癒

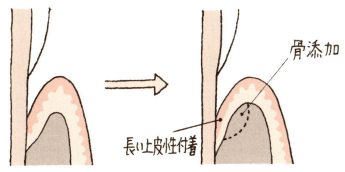

図8　長い上皮性付着

中に骨頂部に相当する部位の根面にノッチ（基準点）を形成しておいて，その何年か後にバイオプシー（生体組織検査）を行えば，ある程度のことはわかるかもしれませんが，このような実験は現実的でありません．

　しかしもっと重要なことは，**長い上皮性付着による治癒が起こったと思われる歯周基本治療，あるいはフラップ手術の術後と，結合組織性付着が形成されたと思われる再生療法の予後に差があるかどうか**というところです．たとえば，10年の予後に違いはなさそうです[5]．しかし近年，**20年経つとGTR法とフラップ手術で予後に違いが出るという研究結果が報告されています**[6]．ただし，これが長い上皮性付着の治癒と結合組織性付着による治癒の違いによる差なのかは明らかでなく，単純にGTR法のほうが，術後のポケットが浅くできたことで違いが出た可能性もあります．また，フラップ手術の予後も20年間で85％の歯が保存されています．そして，**長い上皮性付着であろうが結合組織性付着であろうが，いずれの場合でも術後のメインテナンスの質が予後を大きく左右する**ということは忘れてはならない重要なポイントです．

12章 メインテナンス

12章 メインテナンス

1. メインテナンスでは何をするの？
〜プロフェッショナルケアとセルフケアの役割

　歯周治療により歯周炎の状態が改善しても，それで治療が終了というわけではありません．なぜなら歯周炎は口腔内細菌に起因する慢性の炎症性疾患なので，いつでも再発する可能性があるからです．それを阻止するためには，改善後もメインテナンスを継続する必要があります．

　図1にメインテナンスで一般的に行われる項目を列記します．このなかに「⑦歯面研磨」という項目があります．この項目は特に日本においては「PMTC」と称され，あたかもメインテナンスにおけるメインの工程のように思われているかもしれません．たしかにこの処置には短期的な効果があり，たとえば，炎症が強すぎて歯ブラシもうまく当てられない患者さんが来院した場合には，週に2〜3回行うことで，炎症を改善させることができるでしょう．しかし，2〜3カ月に1回，歯面をきれいにしたところで，どの程度の効果が期待できるでしょうか．

　たとえば，どのくらいの頻度でブラッシングを行えば，歯肉の健康を維持できるか調べた研究[1]によると，最低2日に一度は磨かないと健康状態は保たれないことが示されています．このことからも，**メインテナンスで行われる歯面研磨には，直接の臨床的効果が期待できないことがわかります．**

　それでは**メインテナンスにおいては，何が一番重要なのでしょうか．それは「動機づけ」と「口腔衛生指導」を繰り返し継続することです**（図2）．メインテナンス時に行う歯面研磨も，そのときに爽快感を与え，患者さんの口腔衛生の意識を高めるための動機づけの役割をもっていると考えるべきです．したがって，**プロフェッショナルケアはあくまでセルフケアの補助的な役割であることを理解する必要があります．**

12章 ● メインテナンス

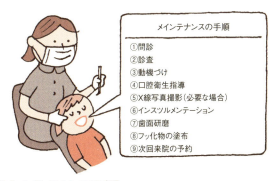

図1 一般的なメインテナンスの手順

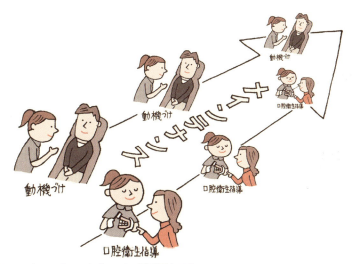

図2 メインテナンスにおいて一番重要なこと
動機づけと口腔衛生指導を繰り返し継続する

　このように動的治療後にプラークコントロールを維持することで，歯周炎の進行や再発を防止できることに関しては十分にエビデンスがあり（たとえばNymanら[2]，Magnussonら[3]，Axelssonら[4]），逆にいうとメインテナンスを行わなければ歯周炎は再発し，せっかく行った治療が

台なしになってしまいます．**「メインテナンスの成功＝歯周治療の成功」**といっても決して過言ではありません．

また，歯周炎患者さんのメインテナンス時によく起こるのは，根面齲蝕です．その予防には，もちろんプラークコントロールが重要ですが，フッ化物の使用も有効な手段です．これに関して，日本で認可されているなかでも極力高濃度のフッ化物が含まれている歯磨剤を毎日使用しつつ，メインテナンスごとに高濃度（たとえば約23,000 ppm程度のもの）を根面に塗布するという処置が有効です．

2. メインテナンス時における歯肉縁下デブライドメント

歯周治療を行っても，ポケットやBOPがある程度残ることはしばしば経験します．特にもともと重度の歯周炎の場合，何も問題を抱えない状態でメインテナンスをすることのほうが少ないと思います．このような状態で日常的に行われているのは「繰り返しの歯肉縁下デブライドメント」です．この処置については，どのくらいの効果が期待できるのでしょうか．

Jenkinsら[5]は，メインテナンス時にPPDが4 mm以上残存していた部位に，3カ月に一度歯肉縁下でデブライドメントを繰り返した場合と歯肉縁上のみのスケーリング行った場合で，結果に差がなかったことを報告しています．しかし，この研究は期間が12カ月と短く，あまりはっきりとした結論は得られませんでした．結局のところ，前述のAxelssonのグループやLangのグループなど，長期的なメインテナンスの良好な結果を示している研究において，ルーティンに繰り返しの歯肉縁下デブライドメントが行われていることから，習慣的にこれが行われているのが現状です．しかし，筆者も，直接のエビデンスはなくても，さまざまなメインテナンスの研究におけるデータから，**残存したポケットに対して歯肉縁下デブライドメントを繰り返し行うことは理にかなっている**と考え，日常的に行っています．

12章 ● メインテナンス

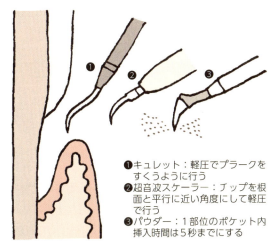

❶キュレット：軽圧でプラークを
　すくうように行う
❷超音波スケーラー：チップを根
　面と平行に近い角度にして軽圧
　で行う
❸パウダー：1部位のポケット内
　挿入時間は5秒までにする

図3　メインテナンス時の歯肉縁下デブライドメント
根面へのダメージを最小限に留める配慮が必要

　また，**繰り返しの歯肉縁下デブライドメントを行うときには，根面へのダメージを最小限に留めるような配慮が必要**です．そのためには，キュレットを使う場合にもルートプレーニングを行うように操作するのではなく，軟らかいプラークのみをすくうように除去する必要があります．また，超音波スケーラーを使う場合には，なるべく根面に平行に近い角度でチップを当てて行うと根面へのダメージを少なくできます．最近ではグリシンパウダーやエリスリトールを用いたエアポリッシングが根面へのダメージが少なくかつ効果的と考えられています[6]（図3）．

3. メインテナンスの間隔は？

　よくいわれるのは「2～3カ月に一度」という間隔です．しかし，これはあくまで平均的な話で，この間隔でなければいけないということはなく，状況によって変わってきます．
　たとえば，歯周外科治療を行った直後はどうでしょうか．外科治療が

終わって治癒したら，次は3カ月後の来院でいいのでしょうか．Westfeltら[7]は，歯周外科治療後のメインテナンスの間隔の違いによる予後の比較を行っています．歯周外科治療後，最初の6カ月間のメインテナンスの間隔を2週間のグループ，4週間のグループ，8週間のグループに分け，その後24カ月まではすべてのグループに対して3カ月に一度の間隔で行われました．その結果，2週間に一度のグループでは臨床的アタッチメントロスが13％の歯面に生じたのに対し，8週間のグループでは31％に生じていました．したがって，**歯周外科治療後のメインテナンスの間隔は，最初の6カ月間は2～4週間の間隔で行い，その後は必要に応じて間隔を決めていくとよい結果が出そう**です．

また，Axelssonら[8]のメインテナンスを30年継続した研究結果では，個々の患者さんの必要に応じて，3カ月から12カ月の間隔で行った結果，対象となった257名の約6,500歯中，喪失したのは173歯でしたが，歯周炎が原因で喪失した歯はわずか9歯という結果になりました．

結局のところ**メインテナンスの間隔は，一律2～3カ月というわけではなく，それぞれの口腔衛生状態や歯周組織の状態などに応じて決めていることになります**．一人の患者さんであっても，口腔衛生状態が悪くなっていれば，1カ月の間隔で行うこともあるでしょうし，また落ち着いたら3カ月に戻していくなど，そのときの状況に応じた対応が必要なわけです（図4）．

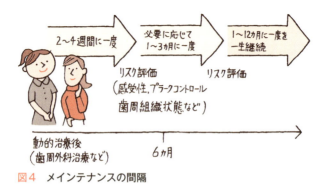

図4　メインテナンスの間隔

参考文献

New Topic1

1) Caton JG, Armitage G, Berglundh T, et al.：A new classification scheme for periodontal and peri-implant diseases and conditions-Introduction and key changes from the 1999 classification. *J Periodontol*, **89**(6)：1-8, 2018.

2) Armitage GC：Development of a classification system for periodontal diseases and conditions. *Ann Periodontal*, **4**(1)：1-6, 1999.

3) Fine DH, Patil AG, Loos BG：Classification and diagnosis of aggressive periodontitis.*J Clin Periodontol*, **45**(1)：95-111, 2018.

4) Tonetti MS, Greenwell H, Kornman KS：Staging and grading of periodontitis：Framework and proposal of a new classification and case definition. *J Clin Periodontol*.**45**(1)：149-161, 2018.

5) Billings M, Holtfreter B, Papapanou PN, et al.：Age-dependent distribution of periodontitis in two countries：Findings from NHANES 2009 to 2014 and SHIP-TREND 2008 to 2012. *J Clin Periodontol.*, **45**(1)：130-148, 2018.

6) Needleman I, Garcia R, Gkranias N, et al.：Mean annual attachment, bone level, and tooth loss：A systematic review. *J Clin Periodontol*, **45**(1)：112-129, 2018.

7) Papapanou PN, Sanz M, Buduneli N, et al.：Periodontitis：Consensus report of workgroup 2 of the 2017 World Workshop on the Classification of Periodontal and Peri-Implant Diseases and Conditions.*J Clin Periodontol*, **45**(1)：162-170, 2018.

New Topic2

1) Darveau RP, Cunningham MD, Seachord CL, et al.：The ability of bacteria associated with chronic inflammatory disease to stimulate E-selectin expression and neutrophil adhesion. *Prog Clin Biol Res*, **63**(4)：69-78, 1995.

2) Darveau RP, Belton CM, Reife RA, et al：Local chemokine paralysis, a novel pathogenic mechanism for Porphyromonas gingivalis. *Infect Immun*, **66**(4)：1660-1665, 1998.

3) Darveau RP, Hajishengallis G, Curtis MA：Porphyromonas gingivalis as a potential community activist for disease. *J Dent Res*, **91**(9)：816-820, 2012.

4) Susan Y, Ana E, Ricardo T, et al.：Functional signatures of oral dysbiosis during periodontitis progression revealed by microbial metatranscriptome analysis. *Genome Med*, **7**(1)：27, 2015.

5) Hajishengallis G, Lamont RJ.：Beyond the red complex and into more complexity：the polymicrobial synergy and dysbiosis (PSD) model of periodontal disease etiology. *Mol Oral Microbiol*, **27**(6)：409-419, 2012.

6) Lang NP, Bartold PM：Periodontal health. *J Periodontol*, **89**(1 Suppl)：S9-S16, 2018.

7) Herrero ER, Slomka V, Boon N, et al.：Dysbiosis by neutralizing commensal mediated inhibition of pathobionts (srep38179). *Sci Rep*, **6**：38179, 2016.

2章

1) Löe H, Theilade E, Jensen SB：Experimental gingivitis in man. *J Periodontol*, **36**：177-187, 1965.

2) Lang p.Mombelli, Asström R：Oral Biofilms and Calculus. In：Clinical Periodontology and Implantol Dentistry 5th ed. Blackwell Munksgaard, Oxford, 2008, 183-206.

3) Zee KY, Samaranayake LP, Attström R：Predominant cultivable supragingival plaque in Chinese "rapid" and "slow" plaque formers. *J Clin Periodontol*, **23**(11)：1025-1031, 1996.

4) Simonsson T, Rönström A, Rundegren J, et al.：Rate of plaque formation--some clinical and biochemical characteristics of "heavy" and "light" plaque formers. Scand *J Dent Res*, **95**(2)：97-103, 1987.

5) Ramberg P, Lindhe J, Dahlén G, et al.：The influence of gingival inflammation on de novo plaque formation. *J Clin Periodontol*, **21**(1)：51-56, 1994.

6) Zee K, Rundegren J, Attström R：Effect of delmopinol hydrochloride mouthrinse on plaque formation and gingivitis in "rapid" and "slow" plaque formers. *J Clin Periodontol*, **24**(7)：486-491, 1997.

7) James P, Worthington HV, Parnell C, et al.：Chlorhexidine mouthrinse as an adjunctive treatment for gingival health. *Cochrane Database Syst Rev*, **3**：CD008676, 2017.

8) Dicks JL, Banning JS：Evaluation of calculus accumulation in tube-fed, mentally handicapped patients：the effects of oral hygiene status. *Spec Care Dentist*, **11**(3)：104-106, 1991.

9) Chikte UM, Rudolph MJ, Reinach SG：Anti-calculus effects of dentifrice containing pyrophosphate compared with control. *Clin Prev Dent*, **14**(4)：29-33, 1992.

10) Grases F, Perelló J, Sanchis P, et al.：Anticalculus effect of a triclosan mouthwash containing phytate：a double-blind, randomized, three-period crossover trial. *J Periodontal Res*, **44**(5)：616-621, 2009.

11) Schiff T：Anticalculus effect of a cetylpyridinium chloride/zinc gluconate mucoadhesive gel：results of a randomized, double-blind, controlled clinical trial. *J Clin Dent*, **18**(3)：79-81, 2007.

12) Fairbrother KJ, Heasman PA：Anticalculus agents. *J Clin Periodontol*, **27**(5)：285-301, 2000.

3章

1) Kassebaum NJ, Bernabé E, Dahiya M, et al.：Global burden of severe periodontitis in 1990-2010：a systematic review and meta-regression. *J Dent Res*, **93**(11)：1045-1053, 2014.

2) Thorbert-Mros S, Cassel B, Berglundh T：Age of onset of disease in subjects with severe periodontitis：A 9- to 34-yearretrospective study. *J Clin Periodontol*, **44**(8)：778-783, 2017.

3) Beck JD：Methods of assessing risk for periodontitis and developing multifactorial models. *J Periodontol*, **65**(5 Suppl)：468-478, 1994.

4) Papapanou P：Periodontal disease：epidemiclogy. *Ann Periodontol*, **1**(1)：1-36, 1996.

5) Grossi SG, Genco RJ, Machtei EE, et al.：Assessment of risk for periodontal disease. II. Risk indicators for alveolar bone loss. *J Periodontol*, **66**(1)：23-29, 1995.

6) Jin L, Wong KY, Leung WK, et al.: Comparison of treatment response patterns following scaling and root planing in smokers and non-smokers with untreated adult periodontitis. *J Clin Dent*, **11** (2): 35-41, 2000.

7) Papantonopoulos GH: Smoking influences decision making in periodontal therapy: a retrospective clinical study. *J Periodontol*, **70** (10): 1166-1173, 1999.

8) Emrich LJ, Shlossman M, Genco RJ: Periodontal disease in non-insulin-dependent diabetes mellitus. *J Periodontol*, **62** (2): 123-131, 1991.

9) Chávarry NG, Vettore MV, Sansone C, et al.: The relationship between diabetes mellitus and destructive periodontal disease: a meta-analysis. *Oral Health Prev Dent*, **7** (2): 107-127, 2009.

10) Cianciola LJ, Park BH, Bruck E, et al.: Prevalence of periodontal disease in insulin-dependent diabetes mellitus (juvenile diabetes). *J Am Dent Assoc*, **104** (5): 653-660, 1982.

11) Nelson RG, Shlossman M, Budding LM, et al.: Periodontal disease and NIDDM in Pima Indians. *Diabetes Care*, **13** (8): 836-840, 1990.

12) Genco RJ, Borgnakke WS: Risk factors for periodontal disease. *Periodontol 2000*, **62** (1): 59-94, 2013.

13) Tonetti MS, D'Aiuto F, Nibali L, et al.: Treatment of periodontitis and endothelial function. *N Engl J Med*, **356** (9): 911-920, 2007.

14) Lockhart PB, Bolger AF, Papapanou PN, et al.: Periodontal disease and atherosclerotic vascular disease: does the evidence support an independent association?: a scientific statement from the American Heart Association. *Circulation*, **125** (20): 2520-2544, 2012.

15) Tonetti MS, Van Dyke TE: Periodontitis and atherosclerotic cardiovascular disease: consensus report of the Joint EFP/AAP Workshop on Periodontitis and Systemic Diseases. *J Periodontol*, **84** (4 Suppl): S24-29, 2013.

16) Chapple IL, Genco R: Diabetes and periodontal diseases: consensus report of the Joint EFP/AAP Workshop on Periodontitis and Systemic Diseases. *J Periodontol*, **84** (4 Suppl): S106-112, 2013.

17) Sanz M, Kornman K: Periodontitis and adverse pregnancy outcomes: consensus report of the Joint EFP/AAP Workshop on Periodontitis and Systemic Diseases. *J Periodontol*, **84** (4 Suppl): S164-169, 2013.

4章

1) Armitage GC, Svanberg GK, Löe H: Microscopic evaluation of clinical measurements of connective tissue attachment levels. *J Clin Periodontol*, **4** (3): 173-190, 1977.

2) Van der Weijden GA, Timmerman MF, Nijboer A, et al.: Comparison of different approaches to assess bleeding on probing as indicators of gingivitis. *J Clin Periodontol*, **21** (9): 589-594, 1994.

3) Newbrun E: Indices to measure gingival bleeding. *J Periodontol*, **67** (6): 555-561, 1996.

4) Koreeda N, Iwano Y, Kishida M, et al.: Periodic exacerbation of gingival inflammation during the menstrual cycle. *J Oral Sci*, **47** (3): 159-164, 2005.

5) Baser U, Cekici A, Tanrikulu-Kucuk S, et al.: Gingival inflammation and interleukin-1 beta and tumor necrosis factor-alpha levels in gingival crevicular fluid during the menstrual cycle. *J*

Periodontol, **80** (12) : 1983-1990, 2009.

6) Lang NP, Joss A, Orsanic T, et al. : Bleeding on probing. A predictor for the progression of periodontal disease ? . *J Clin Periodontol*, **13** (6) : 590-596, 1986.

7) Joss A, Adler R, Lang NP : Bleeding on probing.A parameter for monitoring periodontal conditions in clinical practice. *J Clin Periodontol*, **21** (6) : 402-408, 1994.

7章

1) Hanamura H, Houston F, Rylander H, et al. : Periodontal status and bruxism. A comparative study of patients with periodontal disease and occlusal parafunctions. *J Periodontol*, **58** (3) : 173-176, 1987.

2) Glickman I : Clinical Significance of Trauma from Occlusion. *J Am Dent Assoc*, **70** : 607-618, 1965.

3) Waerhaug J : The infrabony pocket and its relationship to trauma from occlusion and subgingival plaque. *J Periodontol*, **50** (7) : 355-365, 1979.

4) Foz AM, Artese HP, Horliana AC, et al. : Occlusal adjustment associated with periodontal therapy--a systematic review. *J Dent*, **40** (12) : 1025-1035, 2012.

8章

1) Magnusson I, Lindhe J, Yoneyama T, et al. : Recolonization of a subgingival microbiota following scaling in deep pockets. *J Clin Periodontol*, **11** (3) : 193-207, 1984.

2) Nyman S, Rosling B, Lindhe J : Effect of professional tooth cleaning on healing after periodontal surgery. *J Clin Periodontol*, **2** (2) : 80-86, 1975.

3) Kopp SL, Ramseier CA, Ratka-Krüger P, et al. : Motivational Interviewing As an Adjunct to Periodontal Therapy-A Systematic Review. *Front Psychol*, **28** (8) : 279, 2017.

4) Bonfil JJ, Fourel J, Falabregues R : The influence of gingival stimulation on recovery from human experimental gingivitis. *J Clin Periodontol*, **12** (10) : 828-836, 1985.

5) Valkenburg C, Slot DE, Bakker EW, et al. : Does dentifrice use help to remove plaque ? A systematic review. *J Clin Periodontol*, **43** (12) : 1050-1058, 2016.

6) Rosling B, Wannfors B, Volpe AR, et al. : The use of a triclosan/copolymer dentifrice may retard the progression of periodontitis. *J Periodontol*, **78** (9) : 1708-1717, 2007.

7) Bogren A, Teles RP, Torresyap G, et al. : Clinical and microbiologic changes associated with the combined use of a powered toothbrush and a triclosan/copolymer dentifrice : a 3-year prospective study. *J Clin Periodontol*, **24** (12) : 873-880, 1997.

8) Larsen HC, Slot DE, Van Zoelen C, et al. : The effectiveness of conically shaped compared with cylindrically shaped interdental brushes-a randomized controlled clinical trial. *Int J Dent Hyg*, **15** (3) : 211-218, 2017.

9) Chongcharoen N, Lulic M, Lang NP : Effectiveness of different interdental brushes on cleaning the interproximal surfaces of teeth and implants : a randomized controlled, double-blind crossover study. *Clin Oral Implants Res*, **23** (5) : 635-640, 2012.

10) Jordan RA, Hong HM, Lucaciu A, et al.：Efficacy of straight versus angled interdental brushes on interproximal tooth cleaning：a randomized controlled trial. *Int J Dent Hyg*, 12 (2)：152-157, 2014.

9章

1) Aleo JJ, De Renzis FA, Farber PA, et al.：The presence and biologic activity of cementum-bound endotoxin. *J Periodontol*, 45 (9)：672-675, 1974.

2) Nakib NM, Bissada NF, Simmelink JW et al.：Endotoxin penetration into root cementum of periodontally healthy and diseased human teeth. *J Periodontol*, 53 (6)：368-378, 1982.

3) Moore J, Wilson M, Kieser JB：The distribution of bacterial lipopolysaccharide (endotoxin) in relation to periodontally involved root surfaces. *J Clin Periodontol*, 13 (8)：748-751, 1986.

4) Nyman S, Westfelt E, Sarhed G, Karring T：Role of "diseased" root cementum in healing following treatment of periodontal disease. A clinical study. *J Clin Periodontol*, 15 (7)：464-468, 1988.

5) Mombelli A, Nyman S, Bragger U et al.：Clinical and microbiological changes associated with an altered subgingival environment induced by periodontal pocket reduction. *J Clin Periodontol*, 22 (10)：780-787, 1995.

11章

1) Tomasi C, Leyland AH, Wennström JL：Factors influencing the outcome of non-surgical periodontal treatment：a multilevel approach. *J Clin Periodontol*, 34 (8)：682-690, 2007.

2) Kim CS, Choi SH, Chai JK, et al.：Periodontal repair in surgically created intrabony defects in dogs：influence of the number of bone walls on healing response. *J Periodontol*, 75 (2)：229-235, 2004.

3) Steffensen B, Webert HP：Relationship between the radiographic periodontal defect angle and healing after treatment. *J Periodontol*, 60 (5)：248-254, 1989.

4) Nibali L, Pometti D, Tu YK, et al.：Clinical and radiographic outcomes following non-surgical therapy of periodontal infrabonydefects：a retrospective study. *J Clin Periodontol*, 38 (1)：50-57, 2011.

5) Sculean A, Kiss A, Miliauskaite A, et al.：Ten-year results following treatment of intra-bony defects with enamel matrix proteins and guided tissue regeneration. *J Clin Periodontol*, 35 (9)：817-824, 2008.

6) Cortellini P, Buti J, Pini Prato G, et al.：Periodontal regeneration compared with access flap surgery in human intra-bony defects 20-year follow-up of a randomized clinical trial：tooth retention, periodontitis recurrence and costs. *J Clin Periodontol*, 44 (1)：58-66, 2017.

12章

1) Lang NP, Cumming BR, Löe H：Toothbrushing frequency as it relates to plaque development

and gingival health. *J Periodontol*, **44** (7) : 396-405, 1973.

2) Nyman S, Rosling B, Lindhe J : Effect of professional tooth cleaning on healing after periodontal surgery. *J Clin Periodontol*, **2** (2) : 80-86, 1975.

3) Magnusson I, Lindhe J, Yoneyama T, et al. : Recolonization of a subgingival microbiota following scaling in deep pockets. *J Clin Periodontol*, **11** (3) : 193-207, 1984.

4) Axelsson P, Lindhe J : Effect of controlled oral hygiene procedures on caries and periodontal disease in adults. *J Clin Periodontol*, **5** (2) : 133-151, 1978.

5) Jenkins WM, Said SH, Radvar M, et al. : Effect of subgingival scaling during supportive therapy. *J Clin Periodontol*, **27** (8) : 590-596, 2000.

6) Müller N, Moëne R, Cancela JA, et al. : Subgingival air-polishing with erythritol during periodontal maintenance : randomized clinical trial of twelve months. *J Clin Periodontol*, **41** (9) : 883-889, 2014.

7) Westfelt E, Nyman S, Socransky S, et al. : Significance of frequency of professional tooth cleaning for healing following periodontal surgery. *J Clin Periodontol*, **10** (2) : 148-156, 1983.

8) Axelsson P, Nyström B, Lindhe J : The long-term effect of a plaque control program on tooth mortality, caries and periodontal disease in adults. Results after 30 years of maintenance. *J Clin Periodontol*, **31** (9) : 749-757, 2004.

索 引

あ

アタッチメントロス	52
アメリカ歯周病学会	2, 43
アメリカ心臓協会	43
アルツハイマー病	41
インプラント	66
エビデンス	38, 42, 43

か

仮性ポケット	26
外傷期	72
肝疾患	41
冠動脈疾患	41
関節リウマチ	41
観察研究	42
キーストーン	18
喫煙	38, 51
急速破壊性(侵襲性)歯周炎	2
クロルヘキシジン	32
グループ	58, 69
くさび状骨欠損	57, 108
結合組織	24
コラーゲン線維	24
固有歯槽骨	24
誤嚥性肺炎	42
口腔衛生指導	114
後外傷期	71
咬合性外傷	63, 65, 68, 70
咬合調整	65
骨吸収	56, 108
骨欠損	57, 108
骨粗鬆症	40
骨添加	46
根分岐部病変	69, 94, 95, 98

さ

細菌叢	16, 30
システマティックレビュー	36
シングルタフトブラシ	86
歯間ブラシ	86
歯根膜	24, 25, 26
歯周医学	41
歯周炎の検査	46
歯周炎の重症度	44
歯周炎の症例定義	10
歯周炎の推移	4
歯周炎の分類	2
歯周炎分類の新国際基準	9, 10
歯周病と全身疾患	42
歯槽骨	24, 25, 26
歯肉	24
歯肉マッサージ	83
歯肉の炎症	30, 46, 50
歯肉の抵抗性	50
歯肉炎の発症	28, 30
歯肉縁下デブライドメント	116
歯肉結合組織	24
歯肉溝上皮	24
歯肉溝滲出液	30
歯肉溝部	30, 48
歯肉腫脹	26

歯磨剤	84	動揺	62, 65, 71, 73
歯面研磨	114		
重症度	8, 9	**な**	
宿主因子	38	内因性感染	14
出血	48, 52	長い上皮性付着	110
常在菌	16	脳血管疾患	41
心臓血管疾患	42, 43		
進行速度	8, 9	**は**	
腎疾患	41	バイオフィルム	11, 14, 19, 21
スケーリング	31, 88, 94	バイオプシー	111
スピロヘータ	28	破折	64
水平性骨吸収	57	歯ブラシ	86
垂直性骨吸収	57, 60, 70	排膿	52
セメント質	24, 25, 26, 34	白血球	25, 42
セメント質の徹底的な除去	89	肥満	40
セルフケア	114	病因論	14
石灰化	31	ブラキシズム	70
接合上皮	24, 25, 48, 56	ブラッシング	31, 65, 76, 79, 89, 94, 102
線維性の歯肉	107	プラーク	28, 30, 80
早期集落菌	29	プラークコントロール	85
早産	41, 43, 44	プロービング	9, 46, 47, 48, 50
		プロバイオティクス	21
た		プロフェッショナルケア	114
唾液	31, 32	付着の喪失	26, 50, 62
治癒	102	浮腫性の歯肉	107
治癒の判断基準	47	ヘミデスモソーム	24
力のコントロール	69, 74	ペリオドンタルメディシン	41
超音波スケーラー	92, 117	ペリクル	29, 30, 33, 34
ディスバイオシス	19, 21		
デンタルフロス	86	**ま**	
低出生体重児出産	41, 43	マクロファージ	42
糖尿病	38, 39, 40, 41, 43, 44, 69	慢性歯周炎	3
糖尿病患者	11		
動機づけ	81, 114		

慢性疾患 …………………………… 43
メインテナンス …………………… 114, 116
モチベーション …………… 31, 44, 76, 81

や

ヨーロッパ歯周病学会 …………… 2, 43
予後因子 …………………………… 37, 38

ら

リスク …………………… 37, 38, 44
リスクファクター …………… 37, 69, 106
臨床的アタッチメントゲイン ………… 103
臨床的アタッチメントレベル … 9, 39, 46
臨床的アタッチメントロス ………… 52
ルートトランク …………………… 95
ルートプレーニング ………… 88, 90, 117

数字

2型糖尿病 ………………………… 39
4点法 ……………………………… 47

A

Aggregatibacter actinomycetemcomitans ……………… 3

B

BOP …… 46, 47, 50, 51, 52, 53, 54, 65, 76

C

CAL …………………………… 9, 46
CP ……………………… 3, 8, 9, 12

D

dysbiosis …………………………… 19

G

Grading ……………………………… 9

P

pathobiont ………………………… 20
periodontosis ……………………… 2
PMTC ……………………………… 114
Porphyromonas gingivalis ………… 3, 15
PPD ……………… 38, 50, 103, 116
PSD ……………… 14, 19, 20, 21

S

SPT ………………………………… 11
SRP ……………………………… 88, 91
Staging …………………………… 9
symbiosis ………………………… 19

X

X線 …… 46, 50, 57, 60, 65, 70, 72, 73, 108

おわりに

　筆者が歯周病学を専門としてから四半世紀以上の時間が経ちました．卒業したてのころ，すでにプラークコントロールを主体とした近代的な歯周治療は確立されており，当たり前のことと認識していました．しかし，これはいつごろから確立したことだったのでしょう．

　私が最初に師事し，多大な影響を受けた1人に岡本　浩先生（TOKYO歯周治療センター・東京都中央区）がいます．岡本先生はスウェーデンのイエテボリ大学のJan Lindhe先生とSture Nyman先生からの指導を受け，日本でいち早く近代的な歯周治療を取り入れたパイオニアといえる先生です．その先生がスウェーデンから日本に帰ってきて，日本で治療をするときに，噂を聞きつけた大学病院の先生方が，一体どんな最新の外科手術を見せてくれるのだろうと期待して，見学に来たそうです．当然のことながら，「まずは歯磨きから始めます」となったわけです．いまでは当たり前ですが，それを聞いて見学者たちは「え？　歯磨き？」と，ほとんど興味をもたず，むしろバカにしたような態度をとったそうです．いまでは考えられないことですが，ほんの40年ほど前までは，日本の大学病院でもまだそんな状況だったのです．

　また，当時は歯間ブラシも日本になく，喫煙パイプの中を掃除するためのパイプブラシで代用したそうです．患者さんからどこで売っているのか聞かれ，「タバコ屋です」と答えたら変な顔をされたという苦労話もあったそうです．

　いまでは岡本先生をはじめとする先駆者たちの努力があり，日本でもプラークコントロールは当たり前のことになっていますが，これが確立されるまでには，多くの研究や臨床の積み重ねがあったのです．ということは，40年以上前の歯周治療と私が歯科医師免許を取得したころのほんの10数年の間に日本国内の歯周治療は大きく変わったということになります．したがって，現在当たり前のことと考えられていることも，10年もすれば変わっている可能性もあるわけです．たとえば本書で取り上げた「Dysbiosis」の病因論もほんの10年ほど前はほとんど知られておらず，複数の歯周病原性細菌により歯周炎が引き起こされると多くの人が信じていました．

　本書の内容の多くは，以前に『デンタルハイジーン』誌で書いた記事を再構成したものですが，その内容も古くなっていないか，再度確認しながら編集を進めていきました．そのうえで，新たな病因論と歯周炎の診断の新国際基準について，それが改正された根拠を重点的に書き下ろし，いま現在では最新の知見といえる内容が集まっています．しかし，この内容のいくつかは10年もすれば古くなっていることでしょう．歯周病のことはもうわかったからこれで大丈夫だと油断せず，まだまだいっしょに勉強していきましょう．

2019年5月

日本歯科大学生命歯学部歯周病学講座

関野　愉

【著者略歴】
関野 愉(せきの さとし)

1991年	日本歯科大学新潟生命歯学部卒業
1996年	奥羽大学歯学部歯周病学大学院修了・博士号取得
1999年	イエテボリ大学歯周病学講座(スウェーデン)留学
2003年	フォーサイス歯科研究所(アメリカ)留学
2005年	イエテボリ大学大学院(スウェーデン)修了・博士号取得
2006年	東北大学歯学部予防歯科大学院 研究生
同 年	日本歯科大学生命歯学部歯周病学講座 講師
2007年	日本歯周病学会認定指導医取得
2011年	日本歯科大学生命歯学部歯周病学講座 准教授
2013年	日本顎咬合学会咬み合わせ指導医取得

デンタルハイジーンBOOKS
みるみる身につくペリオの教養　ISBN978-4-263-46318-5

2019年6月15日　第1版第1刷発行
2024年5月10日　第1版第4刷発行

著　者　関　野　　　愉
発行者　白　石　泰　夫
発行所　医歯薬出版株式会社

〒113-8612　東京都文京区本駒込1-7-10
TEL.(03) 5395-7636(編集)・7630(販売)
FAX.(03) 5395-7639(編集)・7633(販売)
https://www.ishiyaku.co.jp/
郵便振替番号 00190-5-13816

印刷・真興社／製本・榎本製本

乱丁,落丁の際はお取り替えいたします．
© Ishiyaku Publishers, Inc., 2019. Printed in Japan

本書の複製権・翻訳権・翻案権・上映権・譲渡権・貸与権・公衆送信権(送信可能化権を含む)・口述権は,医歯薬出版(株)が保有します．

本書を無断で複製する行為(コピー,スキャン,デジタルデータ化など)は,「私的使用のための複製」などの著作権法上の限られた例外を除き禁じられています．また私的使用に該当する場合であっても,請負業者等の第三者に依頼し上記の行為を行うことは違法となります．

JCOPY <出版者著作権管理機構 委託出版物>

本書をコピーやスキャン等により複製される場合は,そのつど事前に出版者著作権管理機構(電話03-5244-5088, FAX 03-5244-5089, e-mail:info@jcopy.or.jp)の許諾を得てください．